腰痛がきえる W《ダブリュー》ストレッチ

姿勢調律士
野口早苗

飛鳥新社

「おつかれさん、もう帰っていいよ」

そのオーディションのことは、いまでも鮮明に覚えています。

場所はニューヨーク。

プロのダンサーを目指す者にとって聖地ともいえる街です。

親の反対を押し切って、本場アメリカでダンス修行をしていた私は、数年かけてようやく名高いオーディションを受けられるようになっていました。

ところが……。

その日の最終テストは、想像もしない驚くべきスタイルでした。

会場では、厳しいテストを勝ち抜いた数十名が、一斉に踊っています。

その様子を、**審査員全員がなぜか「後ろ側」から見ているのです。**

不合格と判断されると肩を叩かれます。ひとり、またひとりと人数が少なくなっていく中、私はどうにかあと数人というところまで残りました。

「あと少しで、憧れの舞台に合格できる！」

その思いが強く出すぎたためか、ほんの一瞬だけ緊張が途切れ、**背中の力をゆるめた瞬間**があったのです。

その直後のこと――

ひとりの審査員がつかつかと歩み寄ってきて、私の肩を叩いて「おつかれさん」と冷淡に言いました。

準備万端で挑んだつもりが、

まさか「背中」を見られているとは思わなかった。

その「背中」がお留守になった瞬間、私は不合格の烙印を押されたのです。

とてつもなくショックでした。

けれど、これは序章にすぎなかったのです。

茫然自失のまま帰国した日本で、「**腰痛**」というさらなる困難が待ち受けているとは、この時は知るよしもなかったのですから――

（続きは34ページへ）

はじめに

腰痛をラクにしたい――。

それはとても多くの方々が抱いている願いです。

日本では、潜在患者を含めると腰痛持ちは3000万人を超えるとされます。

その割合はなんと、日本人の4人に1人。

それほどたくさんの人が、医療や整体などを頼り、あの手この手を尽くして、なんとか腰の痛みを軽くしようと四苦八苦しているわけです。


けれど残念なことに、痛みの原因がわからない腰痛が80％以上ともいわれています。

そのため、あの手この手を尽くしても、なかなか効果が上がらず困っている人が続出。

なかには、「腰のためにできることは、もうやり尽くしたよ」という方もいらっしゃることでしょう。しかし――

そういう腰痛持ちのほとんどが見逃してきた「非常に効果的なメソッド」があるのです。

それはいったい何でしょうか。

ズバリ、「背中」をリセットすることです。

じつは「背中」と「腰痛」は切っても切れない関係にあります。

背中の骨や筋肉は、言ってみれば**「体を支える存在」**です。その支える力が落ちてくると、しわ寄せが腰に行って腰痛になる。

逆に、背中の支える力が向上すると、腰にかかっていた負担が減って腰がラクになる。ですから、腰痛になるかならないかのカギを「背中が握っている」ということになります。

ところが、どうやらわたしたち日本人は、「背中の支える力が弱い」という特徴を受け継いでしまっているようです。

みなさんは「**日本人は西洋人に比べて背中が弱い**」ということをご存じでしょうか。

一説には、もともと日本人は田畑を耕す「**農耕民族**」、西洋人は弓矢や槍を使う「**狩猟民族**」で、その差が背中の筋肉に表れているともいわれます。

たしかに、西洋人には**肩や背中のこり**に悩まされる人はほとんどいませんし、腰痛に苦しむ人も比較的少ないとされています。

一方、日本人はというと、肩こりや腰痛はもうほとんど国民病のようなもの。若い人にも、頭を前に突き出して**ねこ背で歩いている人**がたくさんいます。

きっと、程度の差はあれ、日本人の8割方は、肩、背中、腰などにこり、ハリ、痛みなどの慢性的トラブルを抱えているのではないでしょうか。

じつは、こうした腰痛をはじめとした身体トラブルは、わたしたちの背中の弱さから来ているケースが多いのです。

ここでポイントになるのは**背中の筋肉**です。

西洋人の場合は、背筋《はいきん》はもちろん脊柱《せきちゅう》起立筋《きりつきん》や大腰筋《だいようきん》など、背中側のインナーマッスルがしっかりと発達しています。すなわち「背中で支える力」が強いのです。

これに比べ、**わたしたち日本人は「背中で支える力」が弱い**。日本人の場合、背中側のインナーマッスルが弱く、どちらかというと**体の前側の筋肉のほうが強い**のです。

でも、もし日本人の背中の弱さが民族的な特徴として決まってしまっていることだとしたら、わたしたちは、この先もずっと腰痛に悩まされ続けなくてはならないのでしょうか。

いいえ、それは違います。

背中の筋肉は、ちゃんとメンテナンスをすれば、**やわらかく、しなやかにすることができます**。そうして背中の状態をリセットしていけば、腰痛という悩みの種をラクにしていくことができる。つまり、**「背中で支える力」をしっかりよみがえらせるこ**

とで、**腰痛の苦しみから解放される**ことになるのです。

論より証拠。まずは、次の動きをやってみてください。

その名も**W**《ダブリュー》**ストレッチ**です！

Step.1
両手をまっすぐ上げる

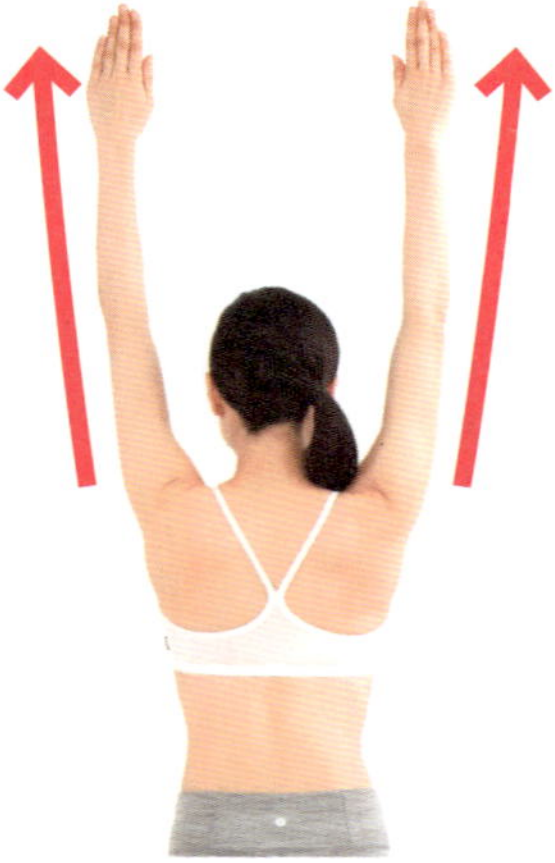

腕は、耳よりもすこし背中側になるように。

Step.2
手のひらを180度裏返す

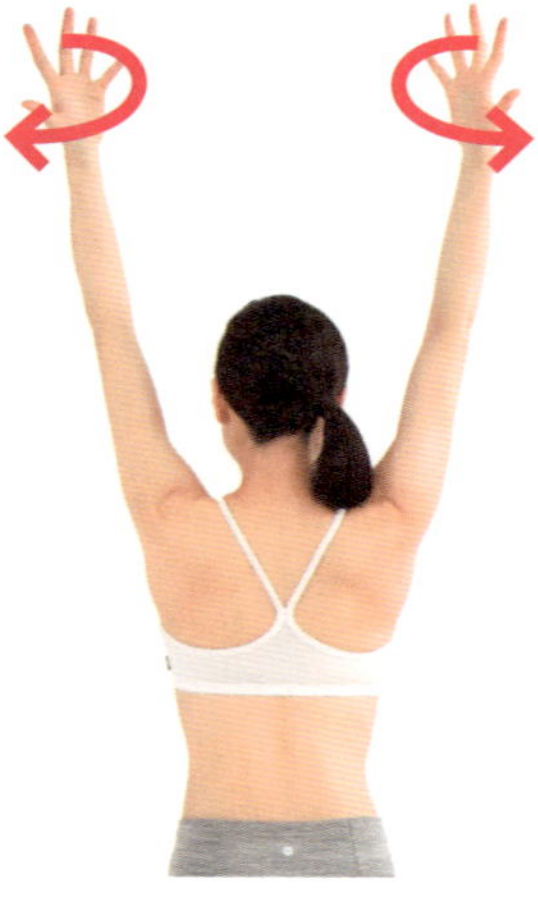

Step.3

肩甲骨を
ギューッと寄せて
5 秒間キープ!

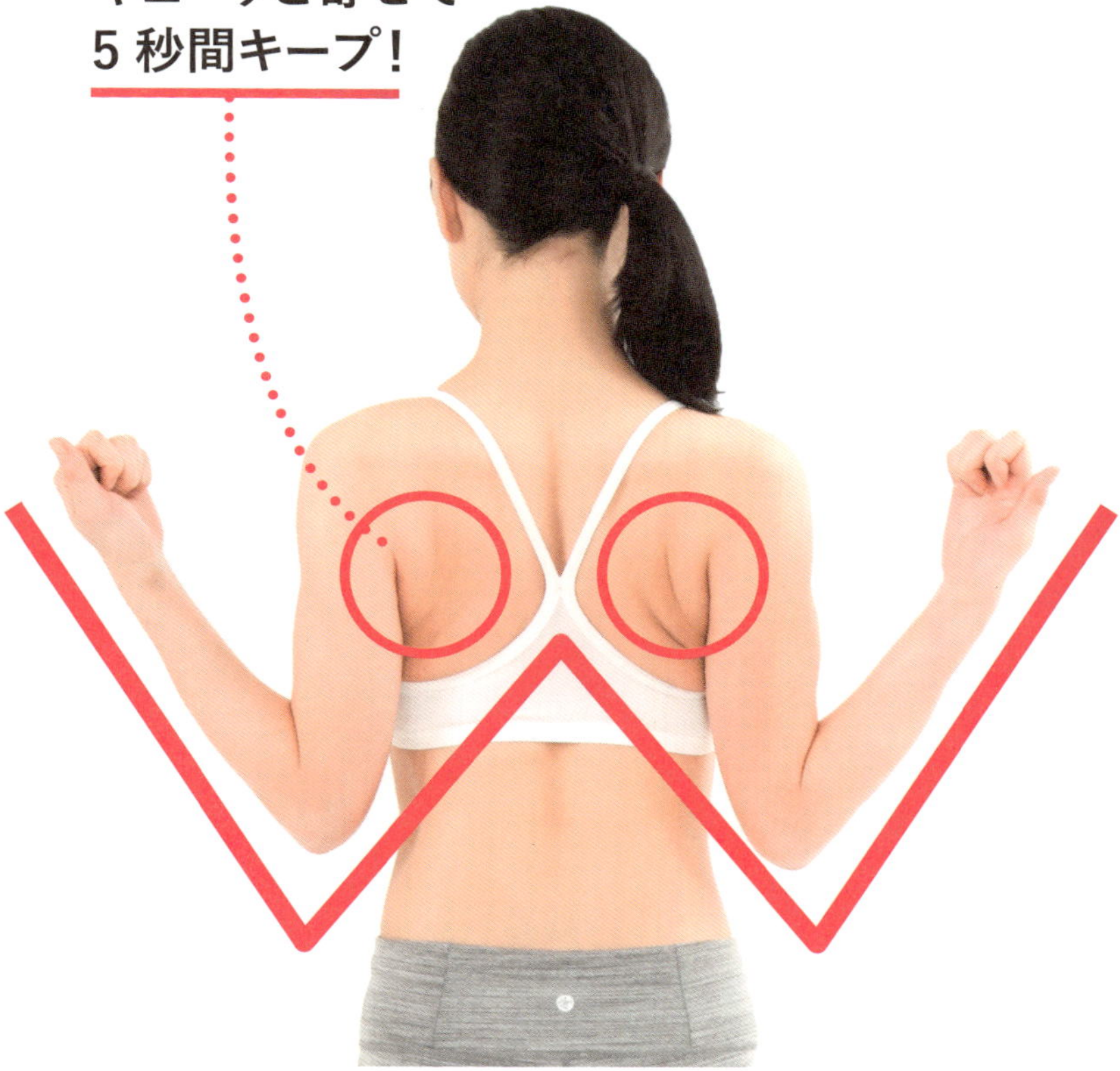

両脇を締めて、W の形でキープ。
肩甲骨をグーッと中央へ寄せるイメージで行う。

いかがでしたか？

終わった後、**背中がじんわりと気持ちよかった**のではないでしょうか。それは筋肉の緊張がほどけた証拠です。じつは、多くの人の背中が、知らぬ間にガチガチにこわばっているのです。

さらには、ストレッチをする前と比べて、いま、**あなたの姿勢は美しくなっています！**　前より少し胸を張った姿勢になっていませんか？　Wストレッチは〝姿勢をよくするストレッチ〟でもあるのです。効果を生み出すにはじつはいくつかコツがあるのですが、それはパート2で詳述します。

私自身、「**腰痛を楽にするには背中が重要である**」ことに気づき、腰痛の苦しみから解放された経験の持ち主です。もともと私は、ダンスで身を立てるべく活動していましたが、ある事をきっかけに、腰痛との果てなき闘いに身を投じるようになりました。

いま、私はボディメイクサロンを運営するかたわら、**姿勢調律士**といういわば〝姿勢のプロ〟としても活動をしています。80〜90歳の高齢者から、トップモデルや女優、アスリート、有名企業経営者まで、これまで**約8000人の背中をリセットしてきました**。テレビでも大活躍中の有名な元トップアスリートの方は、お会いするたびに「**Wストレッチ、とても効くので毎日続けてますよ！**」と、お話くださいます。

この本ではこれから、「背中をリセットする」ノウハウを、さまざまな角度から紹介していきます。じつは**「Wストレッチ」はまだまだ序の口です。「W」も含めて、首・肩・背中・腰がと──ってもスッキリと楽になる5種類のエクササイズがあります**のでぜひみなさんも、チャレンジして、気持ちよく体をほぐしてみてください。

それに、背中をリセットして得られる恩恵は「腰痛軽減」だけではありません。

私はいま、「背中リセット」で心身を整えるコツをより多くの方々に知っていただ

こうと、日々セッションや指導を行っていますが、

「**姿勢がきれい**になった、とほめられた」

「同僚から、前よりも**若くみえる**、と言われた」

「**ねこ背と肩こり**が解消して、自分に**自信**が出てきた」

「**ひざの痛み**が、楽になった」

「お腹やお尻が**スリム**になった」

と、多くの方々から数々のプラス作用の報告をいただいているのです。

腰痛で5歩も歩けなかった40代の女性は、現在、回復した反動からか、夢中でランニングに取り組んでいます。**年に何度もフルマラソンを完走**するほど、腰痛とは縁遠くなりました。

20代の看護師さんは、夜勤が多く、**女性特有の不調**に悩まされていました。そこで、Wストレッチなどで体のバランスを整えたところ、**みるみる体調が**

改善されて本来の明るい性格に戻っていき、いまでは患者さんたちの**アイドル**になっています。

杖を手放せなかった70代の女性は、**杖ナシで歩ける**ようになりました。腰のヘルニアで手術寸前だった30代男性経営者も、手術ナシで済み、いまは**好きなゴルフを目いっぱい楽しんでいます**（スコアが20も向上！）。

また、にわかには信じられないかもしれませんが、生徒さんのなかには、**お腹まわりが半年でなんと12センチ（！）もスリムになった**50代の男性もいます。食事制限やハードなトレーニングをしたわけではありません。「エアコルセット」（132ページ）で、背中を意識して半年間、生活しただけなのです。

このように、人が輝けるかどうかは背中で決まります。さあ、その力を存分に引き出して、自分のこれからの人生を思いきり輝かせていきましょう。

あなたの「背中力」をチェック！

みなさんは「**後ろ合掌《がっしょう》**」ポーズ（写真下）をスムーズにとれますか？

まず、両手を体の後ろに回して手のひらを合わせます。このまま両手を３センチほど上げることができれば合格です。

このチェックでは、背中の筋肉、背骨、肩甲骨の柔軟性があるかどうかがわかります。手をより高く上げられるほど、背中がしなやかに保たれている証拠。一方、ねこ背の人や背中がガチガチに固まっている人は、これらのポーズをとるのにさえひと苦労するはずです。

けれど、たとえできなくても安心してください！　本書を読み終える頃には、きっと以前よりもずっと上がっているはずです。

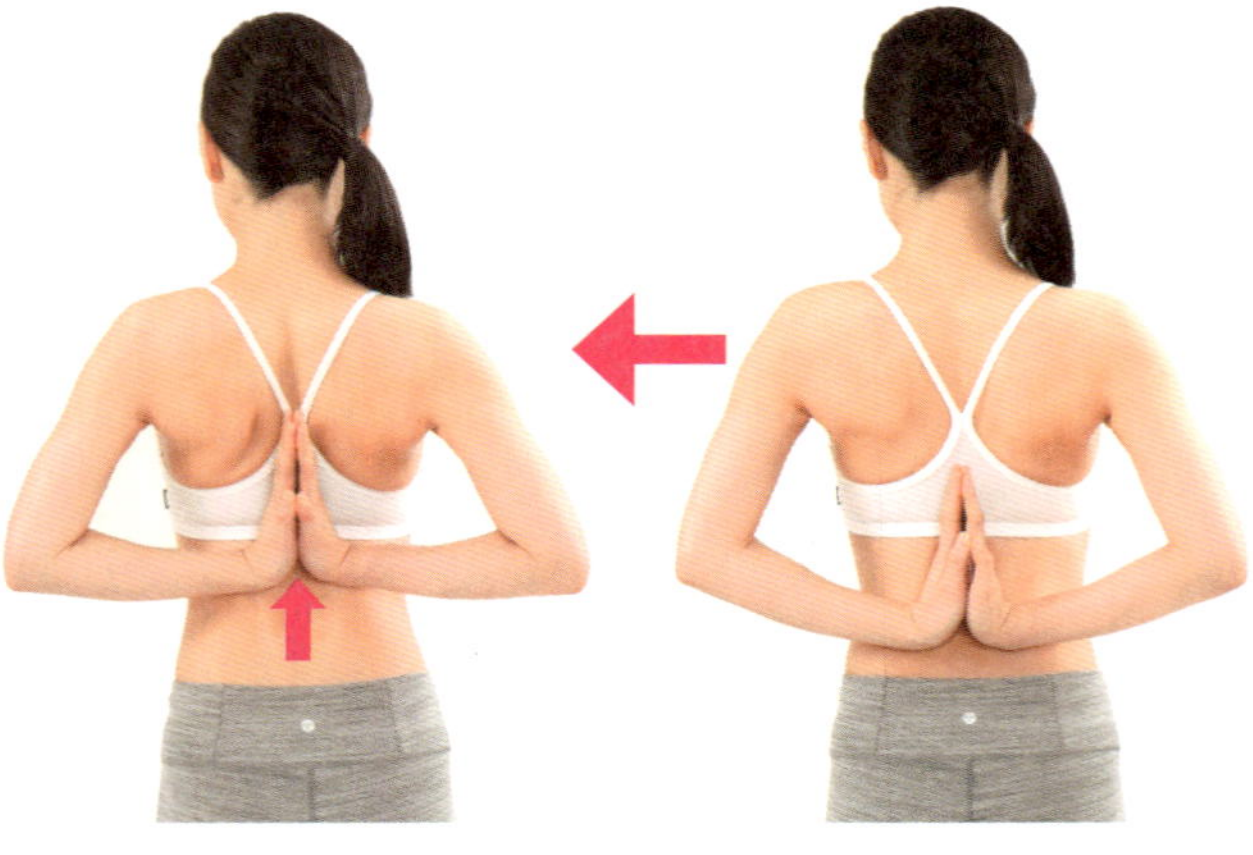

合掌したまま2〜3センチ上がれば合格

※痛みが出ない範囲で、無理なく行ってください

目次

腰痛がきえるWストレッチ

Part 1
腰をラクにするカギは「背中」にあった!

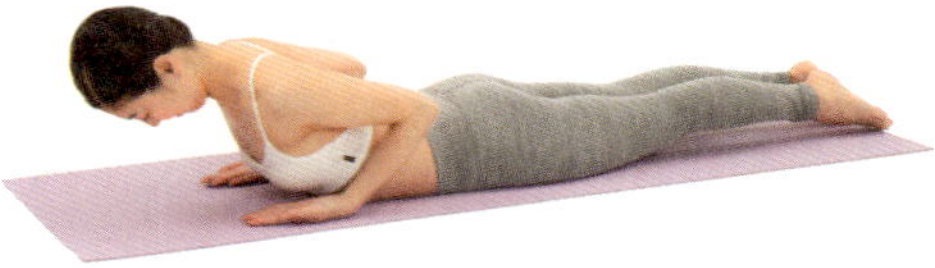

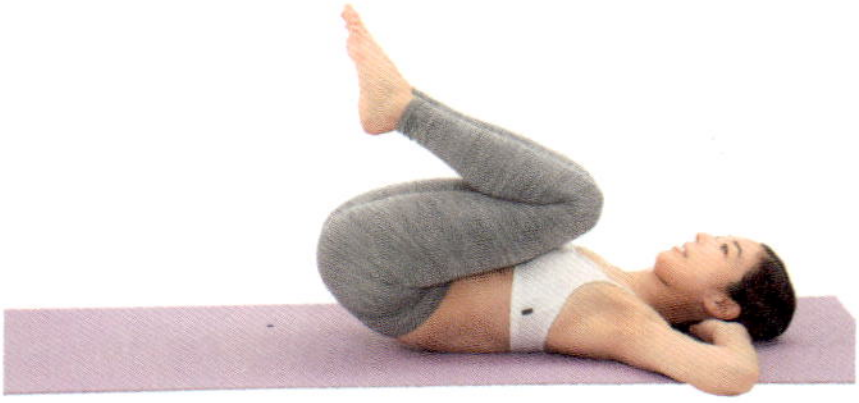

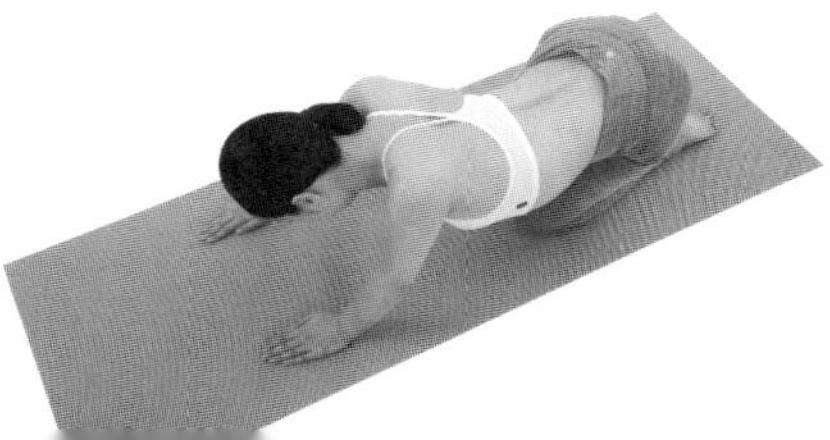

Part 4

背中でやせる！ 人生が変わる！

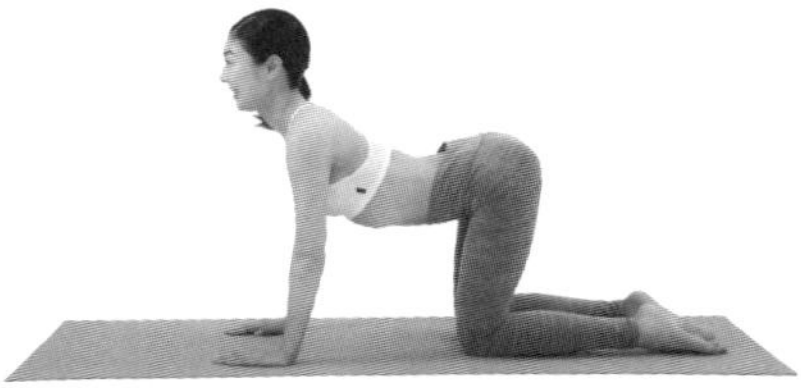

Part 1

腰をラクにするカギは「背中」にあった！

粘土でつくったヒトが立てない理由

人間の体は背中によって支えられています。もし、背骨や背中の筋肉の支えがなかったら、きっとわたしたちの頭や上体はあっという間に崩れ落ちてしまうのではないでしょうか。

たとえば、みなさんは幼稚園や保育園の頃、粘土細工で遊んでいて「背の高いお人形さん」や「動物」をつくったことはありませんか？経験があればおわかりでしょうが、ヒト型の粘土を二本の足で立たせようとすると、上体が重すぎて、腰のあたりでくにゃっと曲がってしまい、なかなか立たせられません。

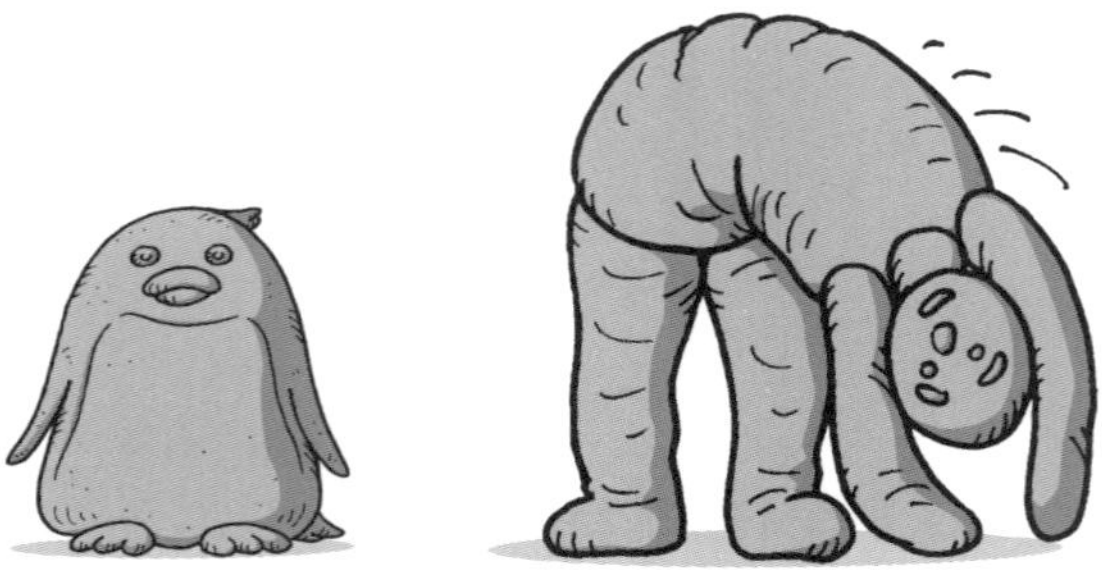

粘土で作った人形には「背骨」がないために、高さがあるヒト型の人形は曲がってしまう。高さもなくずんぐりむっくりな人形であれば、かろうじて立つ。

くにゃっと曲がってしまうのは、粘土のお人形さんには背骨という柱がなく、体を支えることができていないから。これと同じように、わたしたち人間の場合も、背中の支えがしっかりしていないと、腰のあたりで折れて腰痛になってしまうというわけです。

要するに、**腰にとっては、「背中の支え」がそれだけ大切**なのだということ。だからわたしたちは、これから先、腰痛トラブルを防ぐためにも、背骨や背中の筋肉をはじめとした「背中の支える機能」に目を配る必要があるのです。

それに、そもそもの話、腰痛が起きるのは、「背中の支えを弱める習慣」をとっているのが原因なのです。

「背中の支えを弱める習慣」とは、**イコール悪い姿勢習慣**のこと。

きっと、長年腰痛に悩まされてきた方は「姿勢をよくしなきゃダメですよ」と医者などから言われ続けて、耳にタコができているかもしれませんね。

普段から背中を丸めた悪い姿勢をとっていると、頭や上体の重みが腰付近にかかることになり、**腰に大きな負担をかけてしまう**ことになります。そして、こうした姿勢をとり続けていると、だんだん腰椎《ようつい》がプレッシャーに耐え切れなくなって、痛みという悲鳴を上げるようになっていってしまうわけです。

おそらく、〝それくらいのこと、言われなくても分かっているよ〟という方もいらっしゃることでしょう。

けれど、これはご存じでしょうか？「背中を丸めた悪い姿勢」は、腰痛を引き起こすのみならず——

●体の動きがぎこちなくなり、**疲れやすく**なってしまう

●**プロポーションを悪く**してしまう

●**無駄な脂肪**をため込んでしまう

こんなに悪影響をもたらしているのです。背中をないがしろにしていると、それこそ粘土のお人形さんのように腰が悲鳴を上げ、健康や美容に数々のトラブルが襲ってきかねないのです。

背中が曲がるのは〝脳〟のせい!?

ここでみなさんに質問です。

みなさんは普段、「ラクな姿勢」「ラクに体を動かすことのできる姿勢」とは、どういう姿勢だと感じていますか？

ひょっとして、体や肩の力を抜いて背中を丸めているほうがラクで、背すじをピシッと伸ばしていい姿勢をキープしていると疲れる、と感じてはいないでしょうか。

じつは、これは**大きな誤り**なのです。

人間の体は、背中を伸ばすほうがスムーズに動くようにできています。骨格も、関節も、筋肉も、背中を正しく使ってこそ、無理のないスムーズな動きで稼働するようにできている。そして、本来、そうやって背中を伸ばした姿勢をとっているほうが、脳も体もラクに感じるはずなのです。

実際に、自分の体でためしてみましょう！
すこし背中を丸めて、「猫背」になってください。
次に、「前へならえ」のように両腕を上げていき、そのまま天井に向かってまっすぐに、ピンと上げてみてください。

どうでしょうか。肩まわりが突っ張って、腕が上がりづらいと感じませんか？　多くの人は、まっすぐピンと上げるのが難しいはずです。

それでは今度は、背すじをまっすぐ伸ばした姿勢になってください。そして、同じように両腕を上げてみてください。先ほどと比べると、驚くほど楽に腕が上がりませんか？

背中が丸まった姿勢　↓　思う以上に**負荷がかかり、体を動かしにくい**
背中がまっすぐな姿勢　↓　思う以上に**負荷が少なく、体を楽に動かせる**
ということは、明らかです。

多くの人は、「ピシッと背すじの通った姿勢」にしたほうがいいと、頭ではわかっているはずです。それでは、**なぜ、いい姿勢にしようとしても、長続きしないのでしょうか?**

〝背中を丸めているほうがラクだ〟と感じてしまう人が多いのはいったいなぜなのか。

それは、長年にわたって「背中を丸めた悪い姿勢」を続けるうちに体が慣れきってしまい、**脳が〝そのほうがラクだ〟と勘違いしているせい**。さぼり屋の脳には「いつも通り＝ラク」と捉える傾向があり、たとえ体に負担をかける悪い姿勢をとっていても、それがいつも通りであれば無意識に〝このほうがラクだ〟と判断するようになっていってしまうのです。

要するに、性格がだらしないわけではなくて、脳が勝手に悪い姿勢をするようにプログラムを書き替えているわけです。

しかし、どんなにねこ背で姿勢が悪い人も、生まれつき姿勢が悪かったわけではありません。たとえば、歩き始めた頃の乳幼児は、体のサイズの割に大きくて重い頭をしているのにも関わらず、背中をまっすぐにして、背骨にしっかり頭を載せて歩くコツを心得ています。むしろ幼い頃は、背中を使って絶妙なバランスをとっていた、と言えます。

つまり、わたしたちは誰しも、**もともとは「まっすぐ背中が伸びたいい姿勢」をしていた**わけで、どんな姿勢をとれば自分の体をラクに動かせるかをちゃんと知っていたのです。

それが、何十年も生きるうちに悪い姿勢のクセがじわじわと沁み込んでいき、いつの間にか「背中を伸ばした姿勢で体を動かすことのラクさ」が忘れ去られてしまった。それによって悪い姿勢がクセになり、腰痛をはじめとした多くのトラブルを背負い込むようになってしまったわけですね。

背中リセットで体を「初期化」しよう

私は、こうした状態は、**長年使用して反応が遅くなってきたパソコンに似ている**と思っています。パソコンは買ったばかりの頃は反応スピードも速く、サクサクとラクに作業を行うことができますよね。ところがだいぶ年数が経つとヘンなクセがついたり、空き容量が減って動作が重くなってきたりして、反応スピードが遅くなって作業が思うように進まなくなってきます。

ただ、パソコンの場合、「**初期化**」をすれば、買いたての頃のスピーディな反応が戻ってきて、再びラクに作業をできるようになる場合が多いもの。だから私は、体もパソコンと同じように、ずっと前の「背中を伸ばしてラクに体を動かせていた状態」に初期化をすればいいと考えているのです。

そのノウハウをまとめたものがパート２の「**背筋ストレッチ&エクササイズ**」。

背中を初期状態にリセットすれば、多くの人が忘れかけている「背中を伸ばしてラクに体を動かせていた状態」を思い出させることが可能です。

そして、普段から背中をまっすぐに伸ばしたいい姿勢をとれるようになれば、きれいな姿勢でラクに体を動かせるようになるのはもちろん、腰痛をはじめとしたもろもろのトラブルを防いでいくことが可能となるのです。

姿勢は「正す」ではなく「戻す」が正解

妙なことを言うようですが、私は **「姿勢を正す」とか「正しい姿勢にする」とかといった言葉の表現があまり好きではありません。**

〝姿勢のプロ〟なのになんでそんなことを言うんだ、と突っ込まれそうですが、それには私なりの理由があるのです。

その最大の理由は、これらの言い方に「一時的に姿勢をよくする」というニュアンスが感じられるから。「姿勢を正す」「正しい姿勢にする」という言い方には、「姿勢が悪いのが通常モードなんだけど、一時的に姿勢をよくしよう」という意が汲み取れますよね。一時的に正しているだけだと、ピシッとしている時間が終わると**すぐにまた元の悪い姿勢になってしまう**ような気がします。

それに、指導やセッションをする際に、「姿勢を正しなさい」「正しい姿勢にしなさい」と言うと、分かっていることを強制しているようで嫌なのです。

多くの人は〝自分は姿勢が悪い〟という悩みや自覚があって、〝ちゃんと姿勢を正さなくちゃいけない〟という気持ちは当たり前に持っている。その十分に分かり切っていることを強制的に押しつけているような気がするんですね。

また、そういうふうに「〇〇しなくちゃいけない」という気持ちで取り組んでいると、姿勢を正すことが責務のようにつらいものに感じられ、結局は長続きしないような気もします。

でも、「背中リセット」の場合は違います。

背中リセットの目的は、自分の体を初期状態にリセットして、心身をラクに操作できる「**本来あるべき姿**」に戻していくことです。

そのために、

①姿勢の悪いクセをとる

②背中の筋肉、関節を柔軟にする

③腰痛が楽になる「立つ、歩く、座る」を覚える

以上の3つを体に徹底して刷り込んでいきます。

これらにより、姿勢バランスを若い頃の最適な状態にまで戻していくわけです。

さらには、こうした「いい姿勢のバランス」を取り戻すと、腰に負担がかからなくなる。結果として、腰の関節や筋肉がスムーズに動くようになって、腰の痛み、こり、ハリなどのトラブルとおさらばできるようになるのです。

要するに、背中リセットは「一時的に正す」のではなく、半永久的に身体をスムーズに使えるように、**元々持っていたきれいな体に若返らせている**ようなもの。悪いク

セのついた体をいったんリセットしたうえで、基本の土台から再構築しているわけですね。

見た目はもちろん、人生も大きく変わる

背中をリセットできると、人は大きく変わります。

いえ、ほとんどすべてが変わると言っても過言ではありません。

だってみなさん、いつも背中を丸めていた人が、スッと背中が伸びて姿勢がよくなった様子をイメージしてみてください。

いつも疲れて見えていた人が、**元気はつらつ**に見えるように変わります。

自信なさげに見えていた人が、**自信にあふれて**見えるように変わります。

女性であれば美しさに磨きがかかって、**一目置かれる**ようになります。

男性であれば威風堂々とたくましくなって、**信頼を寄せられる**ようになります。

無駄な脂肪がとれてやせる人もいれば、たるみがとれて**引き締まる**人も多いです。

腰痛や肩こり、ひざ痛などの悩みが解消して、**スムーズに動ける**ようになります。

疲労感やだるさがとれやすくなって、**体が軽く感じられる**ようになります。

体が軽いと心も軽くなり、性格的に明るくなったり、物事に積極的になってきたりする人も少なくありません。

このように、背中をリセットさせると、腰も、姿勢も、見た目も、健康も、精神も、いいスパイラルが回り出して軒並みいい方向へ変わっていくのです。

何を隠そう、**私自身も背中の大切さに気づいたことで大きく変わった人間**のひとりです。

私は、いまでこそ〝背中の伝道師〟のような活動をしていますが、昔はかなり姿勢が悪いほうでした。小学校時代の集合写真などを見ると、私ひとりだけだらんとして体をねじ曲げていたり、写真でも明らかに分かるくらいのひどいねこ背だったり……。ほんとうに、いまからすれば恥ずかしくて過去の自分を抹消したくなるくらいひどい姿勢をしていたのです。

そして、子どもの頃から悪い姿勢を続けてきたのが祟《たた》ったのか、**大人になってから腰痛に苦しむようになりました。**

しかし、この腰痛との闘いが、私に背中の重要性を気づかせてくれる大きなきっかけとなりました。そして、そのおかげで私は**背中をリセットして、大きく変わること**

ができたのです。

いまでは、**腰痛になったことを感謝している**くらいです。

おそらく、私がどうして腰痛になり、その苦闘の中からどうやって「背中」にたどり着いたのかのプロセスをご紹介することは、きっと少なからずみなさんのお役に立つことでしょう。ですので、ここからしばらくは、私がここまで辿《たど》ってきた道のりについてお話ししていきたいと思います。

「背中」で不合格となったプロのテスト

本書のプロローグで触れたオーディションについて、詳しくお話しましょう。

私は子供の頃からジャズダンスや新体操をやっていて、わりと若い頃からダンスで生きていこうという夢を抱いていました。親は反対していましたが、周囲には私の才能を認めてくれる人もいたし、自分としてもそれなりの自信があった。

それで本場ニューヨークでレッスンを受け、プロのダンサーを目指すことにしたのです。一流のレッスンについていくのはたいへんでしたが、とても充実した日々。私はニューヨークにおいて、けっこう名高いオーディションを受けられるようになるまで漕ぎつけることができました。

そうしてなんとか残った最終選考は、異様な雰囲気だったのです。先述のとおり、残った十数名のダンスを、**審査員全員が「背中側」から見ているのですから。**

おそらく、審査員たちは後ろから私たちの**「背中」の表情**をチェックしていたのでしょう。そこが人間の根幹であるということを、彼らは経験で知っているわけです。

冒頭にお話ししたように、あと数名で合格という状況で、私は肩を叩かれて不合格とされました。たった一瞬、「背中」の緊張を解いただけで……。

それは、かなりショックな体験でした。指先や足先まで、一挙手一投足に神経を注ぎ、全身を使って自分のダンスを表現していたつもりだったのですが、**「背中」が大切だなんて、考えたこともなかった。**

私は、このオーディションによって、一流のダンサーになるにはまだまだ大きな壁が立ち塞がっていることを思い知らされました。そして、その後、日本に帰国しました。もちろん、アメリカで成功するという夢はまだあきらめていなかったし、別に挫折をしたわけでもなかったのですが、いったん日本に戻ってイチから自分を鍛え直してみようという気持ちになったのです。

腰痛発生！踊れないどころか動けない!?

しかし、日本に帰国後、プロダンサーとして活動する私にとって、本当の意味での挫折が待ち構えていました。

その頃の私は、いろいろなオーディションを受けて舞台に出たりステージに出たりしていたのですが、日本に帰って緊張がほどけたせいか、多少の気のゆるみや体のなまりがあったのでしょう。あるステージに出て、大きく足を上げた際、**腰に激痛**

を感じたのです！

これが私と腰痛との出会いでした。

この出会いは、私に非常に大きな衝撃をもたらしました。なにしろ、ダンスをするどころか、**体をピクリとも動かせないのです**。立ち上がっても痛いし、寝返りを打っても痛いし、とにかく痛くて何もすることができない……。

私はそれまで、体を動かすことによって自分を表現してきた人間です。それが体を動かせなくなるとどうなるか。動かせなくなった途端、

「このまま治らなかったらどうしよう」
「ダンスはもうあきらめざるを得ないのか」
「これから先どうやって生きていけばいいんだろう」

という不安が一気に襲ってきて、私は深く打ちのめされてしまいました。

しかも、腰痛との闘いはその後**何か月間も続いた**のです。なんとか立ち上がって歩けるくらいまでには回復したものの、ちょっとねこ背になっただけでも痛いし、駅の階段を下りたりバスのステップを下りたり、ほんの少し衝撃が加わっただけでも痛い……。

なかでも**苦労したのは電車です**。電車内で立っていると、ちょっとしたスピードの変化でも、腰が敏感に反応して痛みのシグナルを発します。それこそ、急ブレーキでもかけられようものなら、ギャッと悲鳴を上げるような激痛が走るのです。このため私は、毎日恐々としながら電車に乗っているうちに「ブレーキのかけ方がうまい運転士さん」と「ヘタな運転士さん」の違いが分かるようになりました。それで、〝○時○分発の電車の運転士さんはうまいから、できるだけその電車に乗ろう〟と決めていたくらいです。

たぶん、私の腰痛は、それまでさんざんダンスをして体を酷使してきたのに、**普段の姿勢にろくに気を遣っていなかった点が祟ったものだったのでしょう**。先にもお話ししたように、昔の私は姿勢の悪い子供でした。ダンスに熱中するようになってからは、それなりに姿勢に注意を払っていましたが、それは〝必要上〟そうしていただけのこと。舞台やステージに上がっていないプライベートの時間は、だらんとした悪い姿勢をとっていることが多かったのです。

そうした〝ツケ〟がたくさんたまっていたせいか、腰の調子はいつまでたっても全快しませんでした。そして、ニューヨークから帰国して1年くらいが経ったころ、私はプロダンサーとして生きていく道をあきらめました。たぶんそういうアスリートやパフォーマーは大勢いるのだと思いますが、私も**「腰痛によって人生を狂わされた人間」**のひとりになってしまったわけです。

何が「痛い」と「痛くない」を分けるのか

ただ、腰痛で道を大きく狂わされたとはいえ、私は転んでもタダでは起きないタチでした。また、何かひとつのことに興味を持つと、深く追究してつきつめないと気が済まないタチでもありました。

そして、ダンスに見切りをつけた私が興味を持ったのが、「**どうすれば腰が痛くならずに済むのか**」ということだったのです。

腰痛とは、普通に立っている時でも、体の荷重バランスをちょっと変えただけで痛んだり痛まなかったりするもの。経験された方はお分かりと思いますが、ほんのわずか体を前傾させただけでズキンとした痛みが走ったりします。

私自身も、腰痛と格闘中には「少しでも痛くないポジション」「体を安定させることができるポジション」を四六時中ずっと探し続けてきました。ただ、そうやってラクなポジションを探し続けるうちに、**いったい何が「痛いとき」と「痛くないとき」を分けているのか**という疑問がむくむくとふくらんできて、だんだんそれをつきとめなくては気が済まなくなってきたのです。

たぶん、ダンサーを目指していた頃に「体の荷重バランス」や「動作時の体重移動」に興味を持っていたことも、私の探求心に火をつける一因になっていたのかもしれません。

ともあれ、私は「この問題を自分なりに研究してみよう」と活動をスタートしました。

私は、以前お世話になった整体の先生に教えを請い、体を扱うコツのイロハを学ばせてもらい、その一方で、姿勢や関節、筋肉、骨に関する書籍を読みあさって専門知識を身につけていきました。また、腰を痛める前から学んでいたピラティスに関しては、指導者として人に教える立場にもなりました。

さらに、アメリカ発の自然治癒メソッド・オステオパシーの理論を取り入れたり、ヨーガ、日本舞踊を勉強したりと、洋の東西を問わずさまざまなメソッドをインプットしていきました。

そして、そうやって吸収したものの中から、少しずつ自分なりの考えや理論を見出していくようになっていきました。

つまり、こうした**研究の末にたどり着いた答えが「背中」**だったわけです。

〝腰が痛むか痛まないかは、背中をどう扱うかで決まってくる〟〝そうか、大切なのは背中だったんだ〟――そう気づいたとき、私は自分の中でいろんな糸が1本につながった気がしました。

子供の頃にねこ背だった自分、ニューヨークのオーディションを背中で落とされた自分、腰の痛みに毎日苦しめられて少しでもラクな姿勢を探していた自分……。そんなかつての自分の姿が全部つながって、すっきりと1本のラインでつながった気がしたのです。

そして、私はこの気づきを得たことにより、大きく変わることができました。

すなわち、自分の背中をリセットすることで「背中を伸ばしたきれいな姿勢」を手に入れることができ、なおかつ「腰痛を怖がらずにスムーズに動かせる体」「痛み知らずでラクに動かせる体」を手に入れることができたのです。また、それによって、心身ともに自然体で伸びやかな日々を過ごせるように変わったわけです。

余談ですが、その後、運営を始めたボディメイクサロン(完全紹介制)でのレクチャーが口コミで評判となり、姿勢調律士として、講演会やセミナー、テレビ・雑誌等のメディアへの出演依頼が私のもとにたくさん届くようになりました。腰痛と出会えたおかげで、それまでの人生ではまったく接点のなかった人たちともたくさん出会うことができたのです。

もしダンサーを「体を激しく動かすプロ」とするならば、いまの私の肩書である姿勢調律士とは、「体を正しく動かすプロ」だといえます。腰痛の経験に感謝して、

いかに背中を正しく使い、体をラクに動かすか

体がラクに動くと、いかに心身が心地よくなるか

それを、1人でも多くの人に普及しようと日々を過ごしています。

「頭と上半身の重み」をいかに逃がすか

さて、本題に戻りましょう。

腰が痛むか痛まないかが、どうして背中で決まるのか。

そのいちばんの理由は、背骨《せぼね》や背筋《はいきん》が**「体にかかる重力や荷重」をコントロールするカギ**になっているからです。

これについて、かいつまんでご説明しておきます。

腰痛が発生するのは、基本的に腰に過剰な負担がかかっているせいだと言っていいでしょう。

直立二足歩行をしているわたしたちは、いつも「頭」と「上半身」という重たいものを腰の上に載せています。わたしたちの腰は、この頭と上半身のずっしりとした重みを支えるのに、日々休みなく奮闘しているようなものなのです。

なお、この頭と上半身の重みには「重力」が加わっています。四足歩行の動物と異なり、直立姿勢のわたしたちの腰にはより大きな負荷がかかっているのです。

冒頭で「粘土のお人形さんは腰が曲がってしまう」という話をしましたが、じつは同じ粘土で作っても「四足歩行の動物」であれば、曲がらずに安定するのです。つまり、それだけ**四足歩行は重力が分散される楽な姿勢だ**ということ。

四足で歩いていれば腰など痛めることはなかったのでしょうが、二足歩行を始めてしまったばっかりに、人間の腰は半端ではない重みを支えることになってしまったわけですね。

ただ、ヒトの進化とはよくできているもので、わたしたちの祖先は直立をすると同時に「直立二足歩行をしても腰を痛めないための〝非常によくできた身体システム〟」を発達させました。

それが「**背骨**」と「**背骨を支える筋肉**」です。

みなさんご存じかと思いますが、わたしたちの**背骨はゆるやかなS字状にカーブ**をしています。次のページの図をご覧ください。

S字にカーブしていることで、頭や上半身の重みが一カ所に集中せず、うまく分散されます。そうして重みや衝撃をばらばらに逃がすことで、人間の体はラクに動かせるようになっている。つまりこのS字カーブこそ、生体を守るために最も大切な「防御システム」なのです。この方程式を覚えておいてください。

背中のS字カーブがうまく使えている

＝

防御システムがうまく作動している

＝

最もラクに体を動かせている

背骨のS字カーブ

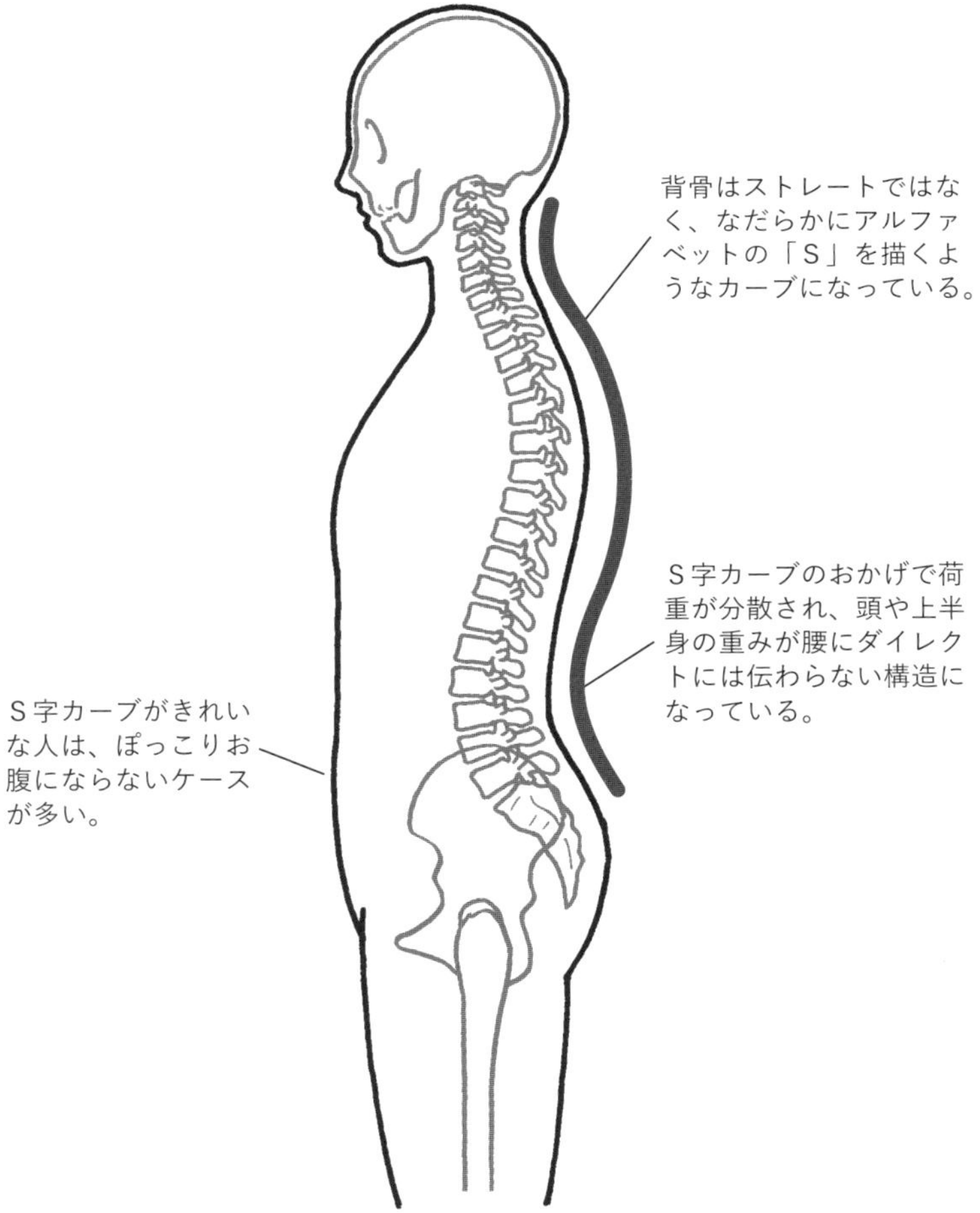
背骨はストレートではなく、なだらかにアルファベットの「S」を描くようなカーブになっている。
S字カーブのおかげで荷重が分散され、頭や上半身の重みが腰にダイレクトには伝わらない構造になっている。
S字カーブがきれいな人は、ぽっこりお腹にならないケースが多い。

法隆寺の五重塔や東京スカイツリーなどの高層建造物では、上からかかる重みを分散して逃がすための「心柱《しんばしら》」が導入されていることが知られていますが、直立姿勢をとる人間の背骨もそれと同じ。

背骨がゆるやかにカーブすることによって、上からかかる重みをうまく逃がしてコントロールしているわけです。

この背骨の「**上からの荷重を分散させてコントロールするシステム**」が大切。これがしなやかに機能しているからこそ、わたしたちは重い頭や上体を載せながらも、歩いたり走ったりといった軽快な動作ができているのです。

心柱のしくみ

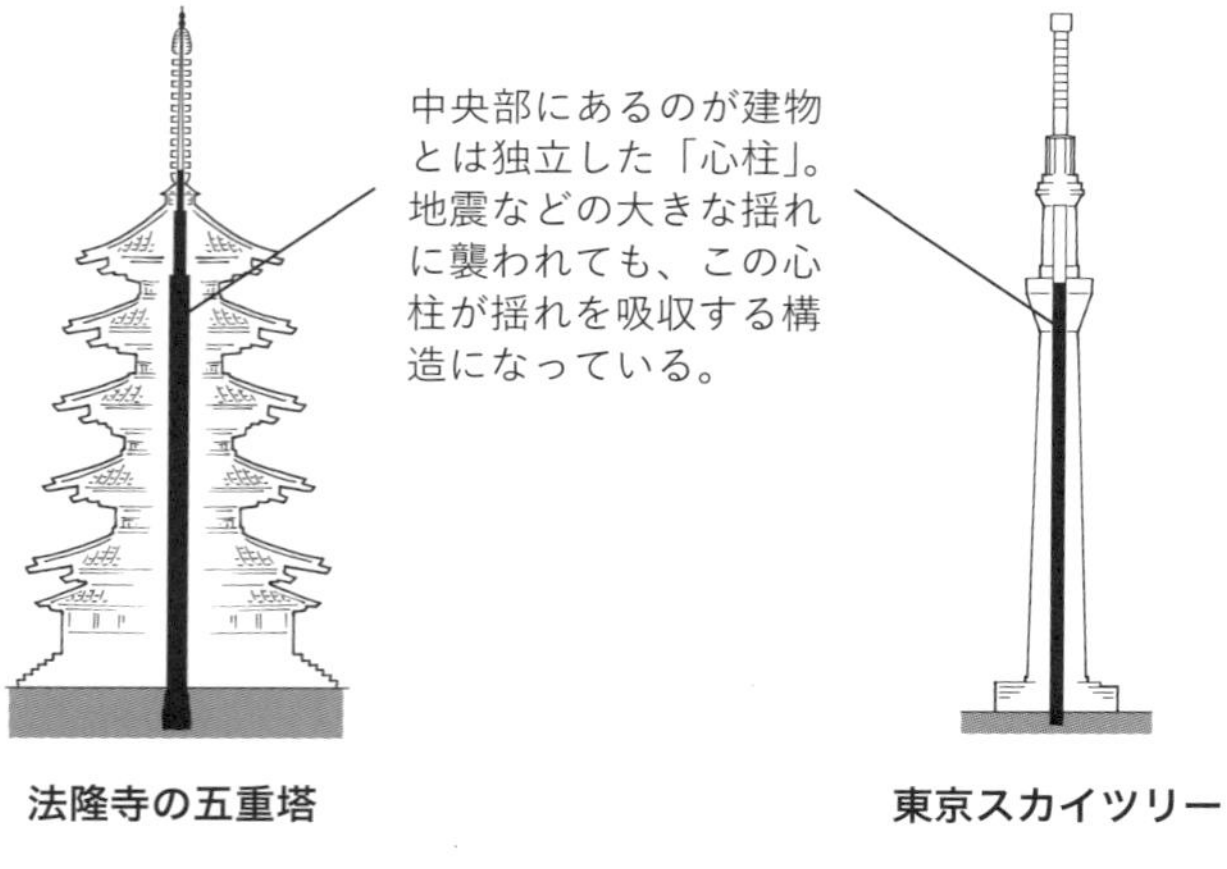
中央部にあるのが建物とは独立した「心柱」。地震などの大きな揺れに襲われても、この心柱が揺れを吸収する構造になっている。
法隆寺の五重塔
東京スカイツリー

考えてみてください。成人男性であれば、頭と上半身の重さは20〜30kgにはなるでしょう。これはゴールデンレトリバーなどの大型犬と同じくらいの重さです。それだけの重みを持って動こうとすれば、普通はとてもスイスイと動けません。それが、S字カーブのおかげで、普段、軽々と動き回れているのです。

そして「S字カーブをうまく使う」ために必要なのが、**背中の筋肉の柔軟性**なのです。いわゆる背筋《はいきん》と呼ばれる脊柱起立筋《せきちゅうきりつきん》や大腰筋《だいようきん》などの筋肉は、背骨を支えたり動かしたりする役目を担っています。けれど、これらの**筋肉がガチガチに固まっていると、S字カーブの荷重分散機能は十分に働きません。**筋肉がやわらかくしなやかに保たれていてこそ、S字カーブが柔軟に働いて「上からかかってくる重み」をスムーズに逃がせるようにできているのです。

つまり、腰を痛めるか痛めないかは、上からかかってくる荷重や重力の重みを、S字カーブを使っていかにスムーズに逃がせるかがカギ。上からの重みをうまく逃がすことができない人は、腰に過剰な負担をかけて腰痛になってしまうというわけです。

背骨を支える主な筋肉

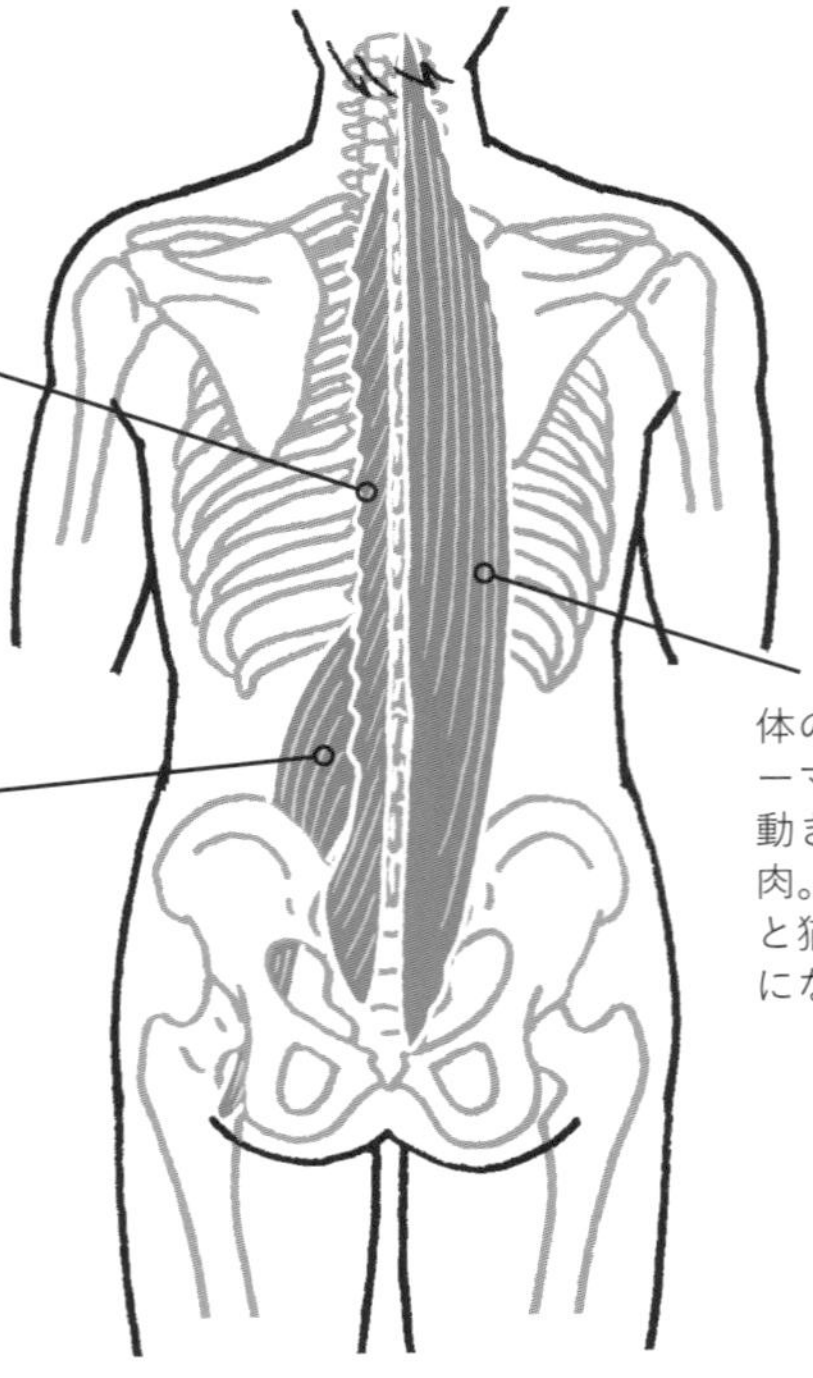

多裂筋《たれつきん》群

背骨のひとつひとつに付着し、体を動かすための補助的な役割をする筋肉。

大腰筋

腰椎から太ももにかけて伸びる大きな筋肉で、歩行や姿勢の維持において重要な役割を果たしている。

脊柱起立筋群

体の深部にあるインナーマッスルで、全身の動きに関わる重要な筋肉。かたまってしまうと猫背や腰痛の主原因になるともいわれる。

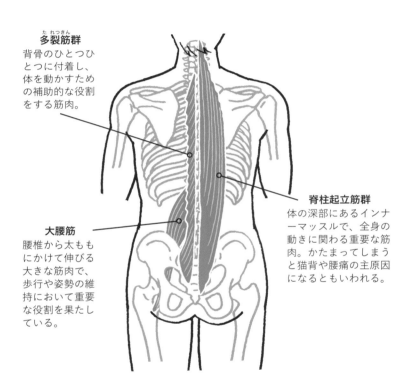

理科室に吊るされたガイコツが理想形

しかも私たちの多くは、姿勢の理想形を、見たことがあります。

学校の理科室に吊るされた〝**ガイコツの模型**〟を思い出してください。

頭のてっぺんで吊るされていると、おのずと背中がまっすぐになり、体にかかる荷重や重力が、頭から足方向へとスーッと落ちていくことになりますよね。ああいうふうに**ストレートに重みを逃がせる姿勢が理想です**。

もともと、わたしたちの身体構造は、骨格模型のように頭、背中、足をまっすぐにキープしてこそ、円滑に体を動かせるようにつくられているわけです。

私のサロンにも、生徒さんへレクチャーするためにガイコツ模型が置いてあります。それを取り出すたび、「なんて美しいのだろう！」と、そのムダのない姿勢に感嘆しています。

ところが、背中が曲がったり丸まったりするとどうなるでしょう。

頭やあごを前に出して背中を丸めた姿勢をとっていると、頭や上体の重みや重力が体前方にどっとかかってしまうことになりますよね。

こうしたねこ背姿勢をとっていると、背骨も前傾してしまい、せっかくのS字カーブの荷重分散機能がろくに働かなくなってしまいます。

また、ねこ背姿勢をとっていると、**背中の筋肉が前側へ引っ張られます**。だから、**背中がガチガチに緊張して、こり固まってしまう**ことにもなります。すると、筋肉の緊張により背骨の動きが悪くなるため、よりいっそうS字カーブの荷重分散機能が働かなくなってしまうようになるのです。

そして、このように背骨の機能が働かなくなると、頭や上体の**荷重負担が「腰に集中」**してかかるようになってしまいます（次ページ図参照）。

これは、それまで何人もで分担してやっていた仕事を、**腰が、自分ひとりだけで背負わなければならなくなったような状態**でしょう。

腰にかかる重みのプレッシャーは相当なもの。とりわけ、腰椎、腰周りの筋肉、骨盤の仙腸関節《せんちょうかんせつ》などには絶えず過剰なプレッシャーがかかり続けることになり、これ

腰痛になりやすい人、なりにくい人

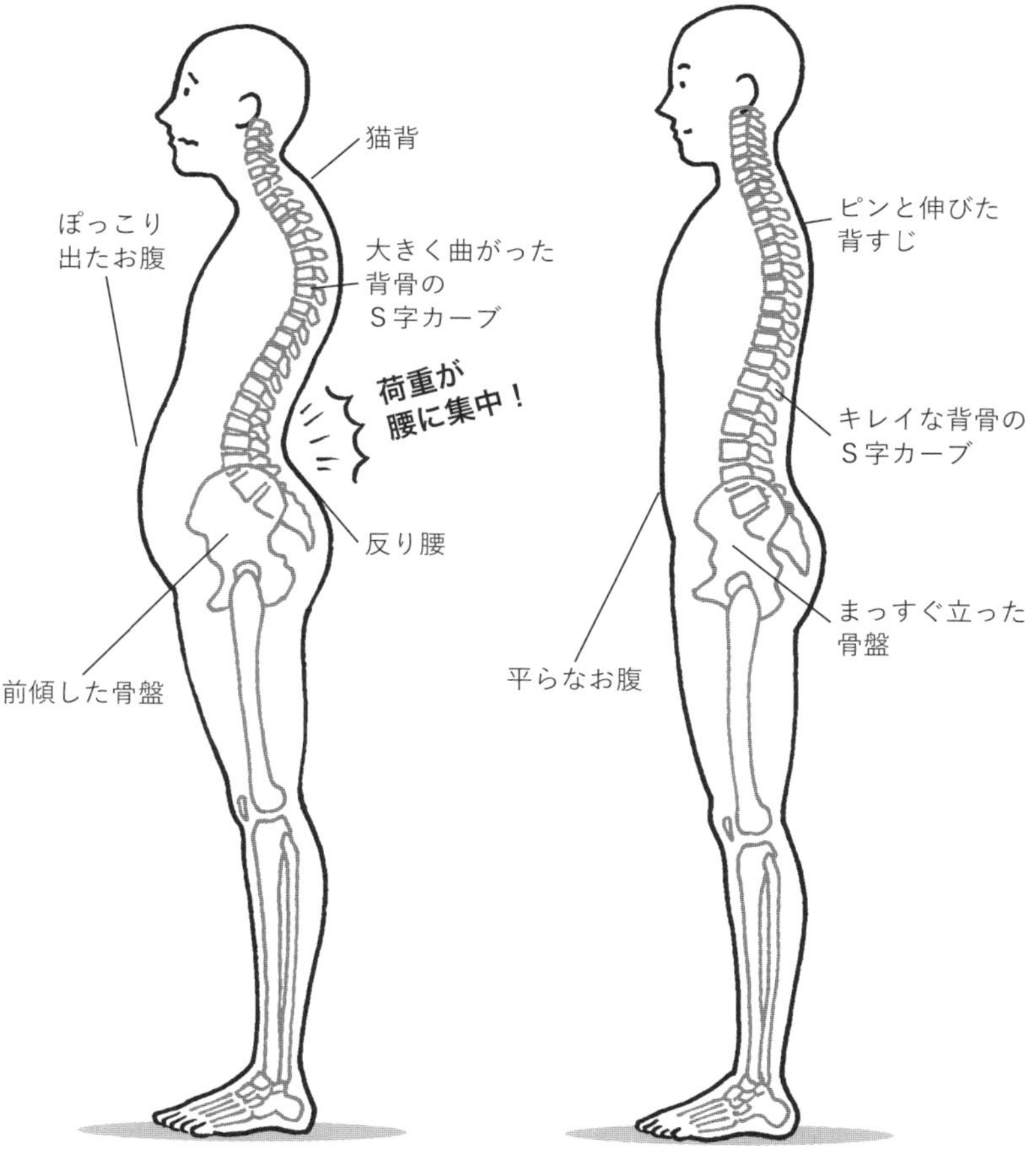

腰痛になりやすい人の特徴　　**キレイな姿勢の人の特徴**

らの機能ができめんに疲弊してしまうわけです。

まあ、腰だけに仕事の負担を全部背負わせていれば、やがて過重な負担に耐え切れなくなり、痛みやハリなどの悲鳴を上げるのも当然の成り行きだというわけですね。

それに、疲弊するのは腰だけではありません。普段から背中を丸めた姿勢をとっていると、いずれ肩や首、ひざなども悲鳴を上げるようになっていきます。頭を前に出していると、頸椎《けいつい》に負担がかかって、

首こり
肩こり
頸椎症《けいついしょう》
頭痛
めまい
女性特有の不調

といった不定愁訴《ふていしゅうそ》（原因不明の不調）に悩まされやすくなります。さらに、頭や

上体が前傾するとバランスをとろうとしてひざ関節に負担がかかるため、**ひざ痛**にもなりやすくなるのです。

また、骨盤の前傾や反り腰による**ぽっこりお腹**も、姿勢が悪い人の典型的な特徴と言えます。

このように、「背中を丸める」というそれだけの行為で、**体全体の歯車がかみ合わなくなり、あちこちに不調やトラブルが発生する**ようになるわけです。決して大げさではなく、全身のバランスが一気にガタガタに狂っていってしまうのですね。

みなさん、背中の機能が低下するとなぜ腰痛になってしまうのか、そのメカニズムがお分かりいただけましたでしょうか。

ですから、わたしたちはいつでもまっすぐに伸びた背中をキープできるよう、姿勢をリセットしていかなくてはなりません。背中の筋肉をやわらかくほぐし、背骨のS字カーブをしなやかに機能させて、背中をもともとの健全な姿に初期化していかなくてはならないのです。

Part 2

腰痛も不調もラクになる！
背筋ストレッチ&エクササイズ

本当の「背筋《はいきん》トレーニング」とは

ところで、みなさんは「背筋を鍛える」というと、どんなトレーニングを思い浮かべるでしょう。

きっと、たいていの方は、〝手を頭の後ろで組んで、うつ伏せになって何度も上体を上げ下げするタイプ〟の背筋トレーニングを思い浮かべるのではないでしょうか。

じつはあのタイプの背筋トレーニングは、**たいへん腰を痛めやすいのです**。

あのように手を頭の後ろで組んで上体を上げ下げしていると、腰椎《ようつい》に大きな負担がかかり、腰のあたりがズシンと重くなる可能性があります。または、ピキッと痛みが走ることも……経験した人もいらっしゃることでしょう。しかも、そのわりには、肝心な「背中の筋肉」のほうはあまり使われていないことが多いのです。

パート1で見てきた通り、腰痛と背中は、密接な関係にあります。わたしの経験上、腰痛で悩んでいる人の9割は、自分の姿勢が悪いことや、背中の筋肉がガチガチにこわばっていることに気付いていません。

ですから、もし腰痛をラクにするのが目的ならば、これから紹介していく「**背筋ストレッチ&エクササイズ**」を試してみてください。こちらのほうが、はるかに効率よく背中の筋肉を鍛えられて、腰も軽くなるはずです。

そして、安心してください。本書のメニューは、**腰椎に負担をかけることはありません**。現在進行形で腰痛にお悩みの方も、腰を気にすることなく行うことができるのです。

ひどい腰痛で5歩も動けなかった生徒さんが、このメニューなどを実践したところ、フルマラソンを完走できるまでに回復したことでも、効果は実証されています。腰を痛めることなく、効率的に背中を整えていきましょう。

腰痛・不調を撃退して体を若返らせる!

さて、このパート2では、背中をリセットしてしなやかによみがえらせていくためのトレーニング方法を紹介していきます。メニューとポイントの一覧をご紹介すると、ざっと次のようになります。

メニュー① Wストレッチ／Wストレッチ 応用編 首・背中ストレッチ

ポイント **あごを引いて、頭を背骨にまっすぐ載せるメニュー**

メニュー② 壁ドン・ストレッチⒶⒷⒸ

ポイント **背中寄り、後ろ寄りに体重をかける習慣をつけるメニュー**

メニュー③ ハイハイ・エクササイズ／ハイハイ・エクササイズ 応用編① ボックス・ストレッチ

ポイント　肩甲骨、腰椎など、背中の主要関節の働きをよくするメニュー

ハイハイ・エクササイズ 応用編② キャット・ストレッチ

メニュー④ 背中スクワット

ポイント　脊柱起立筋、大腰筋など、背中のインナーマッスルを鍛えるメニュー

メニュー⑤ お尻上げエクササイズ

ポイント　背中と腰周りのアウターマッスルを鍛えるメニュー

これらのトレーニング・メニューを行えば、着実に背中が強化されて、スムーズに体を動かすための機能がよみがえります。腰痛などの不調に悩まされてきた方も、ラクに体を動かせるようになるでしょう。気持ちよく感じるものからでいいので、早速実践してみてください。

メニュー①

腰も肩もスッキリ！ 万能型ストレッチ

W《ダブリュー》ストレッチ

首から背中の筋肉がしっかりと伸びる、生徒の皆さんからも大人気のストレッチ。姿勢がキレイになって腰痛も改善しますし、肩こりや背中痛もスッキリします。時と場所を選ばず行うことが可能な「万能型ストレッチ」です。

Step 1 両手をまっすぐに上げる

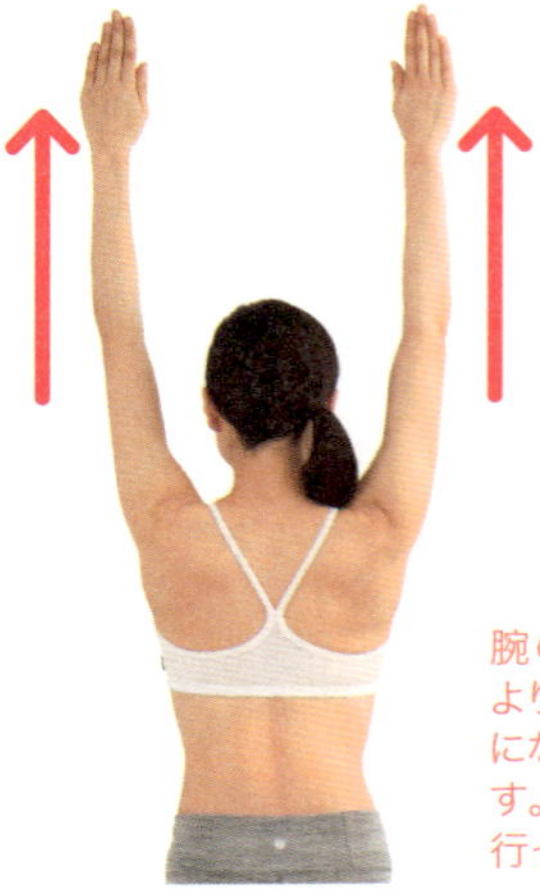

腕の位置が、耳よりも少し背中側になるように伸ばす。座りながら行ってもOK。

Step 2 手のひらを背中側へ回す

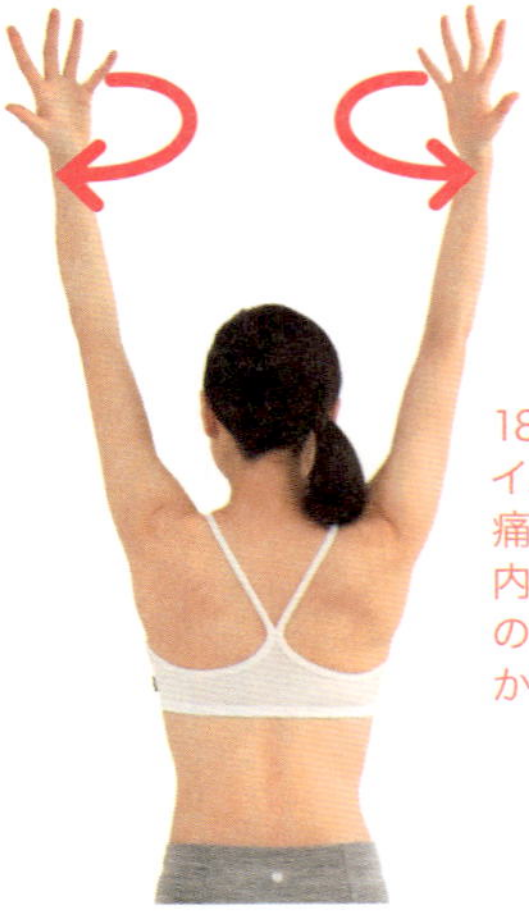

180°回転させるイメージをもって、痛くない範囲で内側に回す。このとき、息をしっかり吸っておく。

Step 3 脇をしめて、肩甲骨を中央に寄せる

5〜10秒キープ

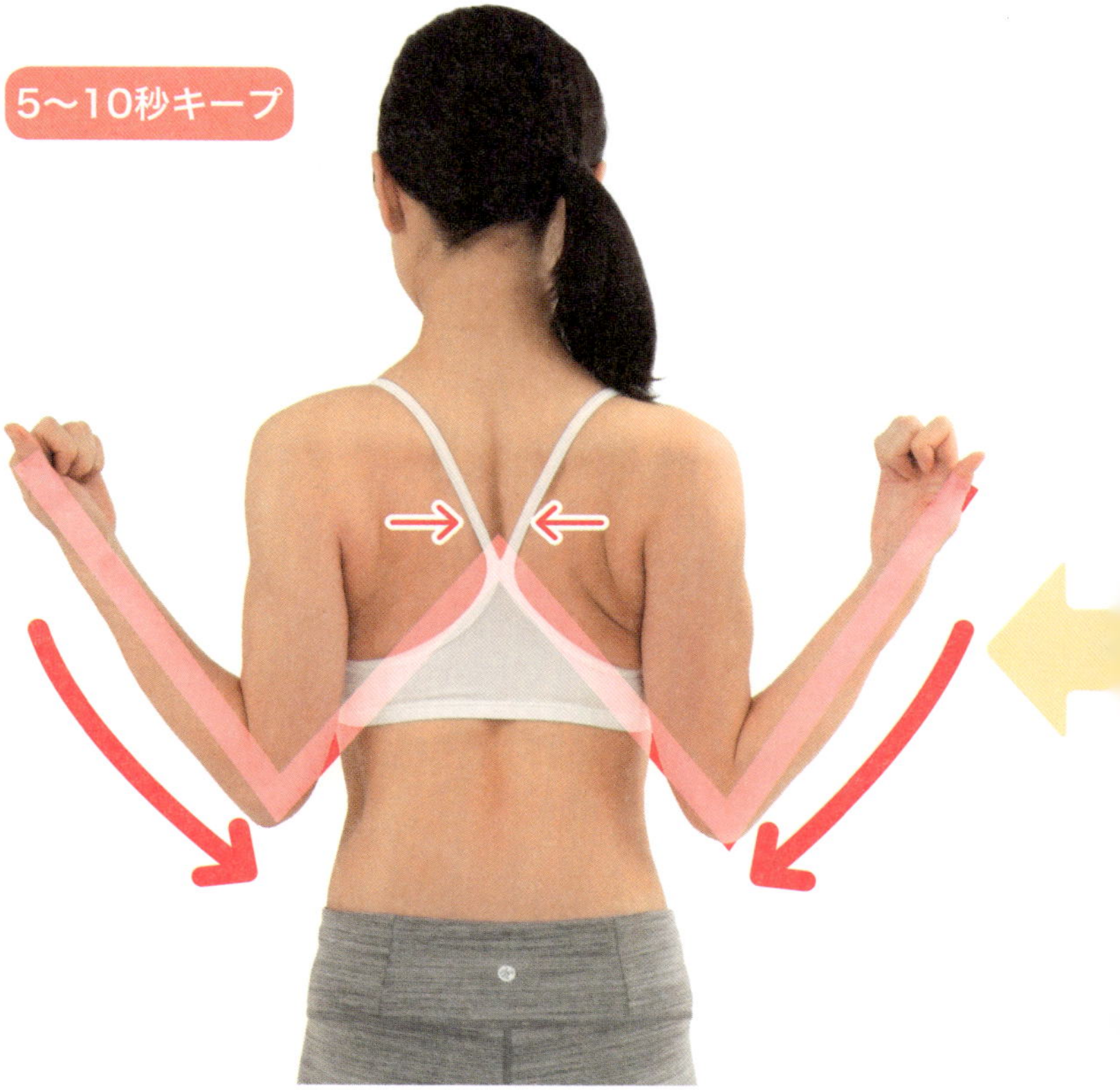

息を吐きながら脇をしめていき、気持ちよいところで5秒間キープ。効果が半減しないよう、しっかりとあごを引いて行う。腕と背中で「W」の形をつくる。

Wストレッチ　ポイント解説

腰はもちろん、首、肩、背中にも効く

Wストレッチのポイントは「**あごを引いて、頭を背骨にまっすぐ載せる**」ことです。人間の頭は体重の10％の重量（体重50キロの人なら、5キロ程度）があるとされます。わたしたちはずっしりと重い代物を常に体のてっぺんに載せているわけで、これをどのように体に載せるかが、腰痛を防ぐための大きなポイントになってきます。

そして、このストレッチは、重い頭をまっすぐ背骨に載せる姿勢をつくるのにうってつけなのです。しかも、あごを引きながら肩甲骨を引き寄せるため、首から背中にかけての筋肉をしっかりと伸ばすこともできます。このため、「**肩や背中のこりや八リがスーッとラクになる**」と、生徒の皆さんにもいちばん人気のメニューです。

習慣的に行えば、背骨や背筋の硬さがとれて、肩甲骨が柔軟に動くようになり、背中を丸めるクセが解消されてきます。同時に、猫背や前傾姿勢も矯正されます。「**背**

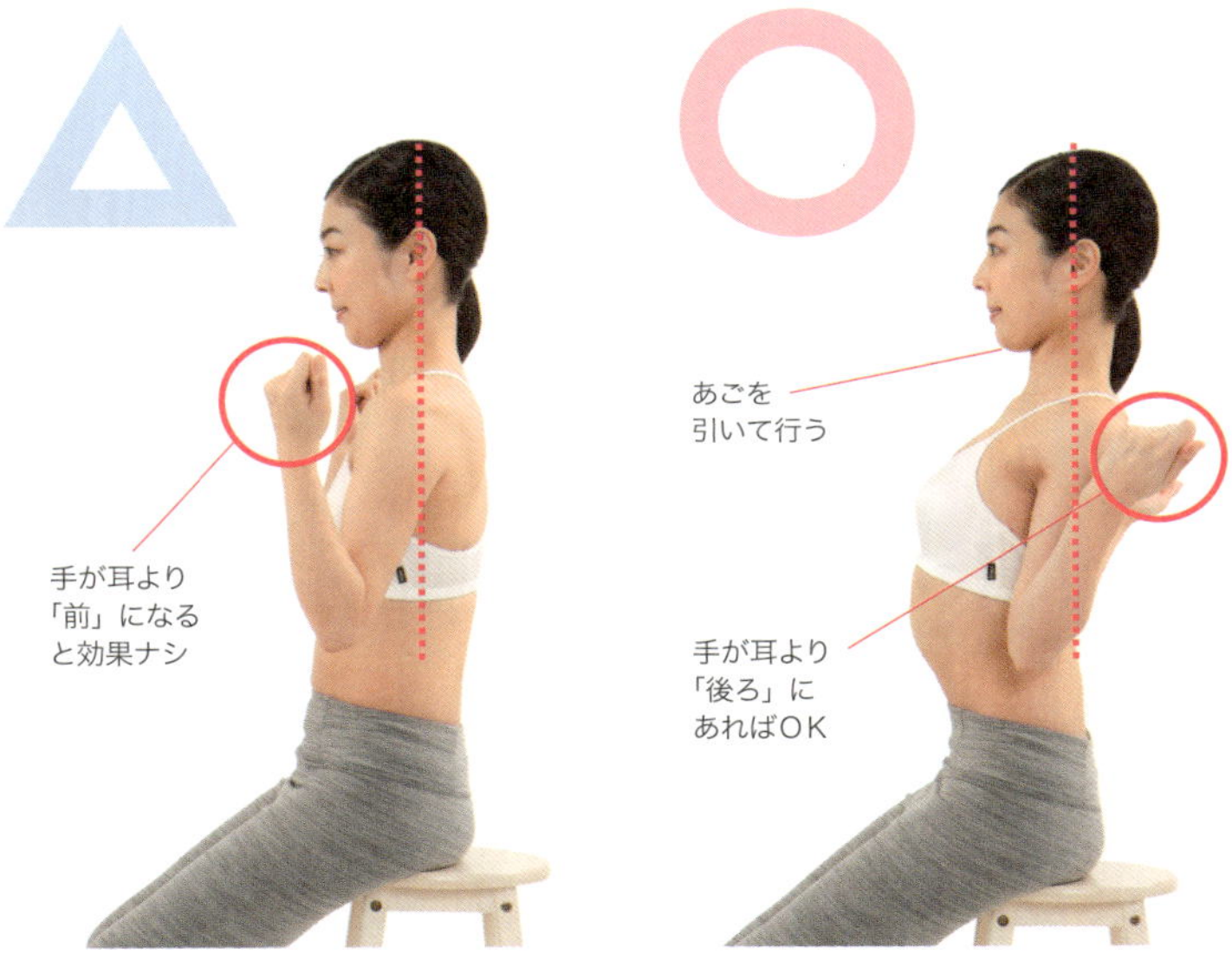
△
○
手が耳より
「前」になる
と効果ナシ
あごを
引いて行う
手が耳より
「後ろ」に
あればOK

中まっすぐの姿勢」が自然と身につき、**腰まわりへの負担も激減する一石三鳥のストレッチ**なのです。

さらに、このWストレッチは**時と場所を選びません**。デスクワークで肩や背中が疲れたとき、トイレに行くたび、赤信号を待つたび、公園で散歩をしながら、などなど気軽に行いましょう。

注意すべき点は、あごを引き、呼吸を止めずに行うこと。両手は耳よりも背中側に倒して（上図）、5〜10秒キープ。これらを守りつつ、背中を気持ちよくほぐしていきましょう。

Wストレッチ 応用編 首・背中ストレッチ

ガチガチの筋肉をほぐす「基本のキ」

このストレッチは背骨、肩甲骨、背中や腰の筋肉、足の裏側の筋肉などを伸ばして、トータル的にほぐすことができます。さらに、難しい姿勢のバランスを保つことで、背筋を鍛える筋トレ効果も期待できます。起きてすぐ、または寝る前など、タイミングを決めて自宅で継続的に行うとよいでしょう。

ポイントは**あごをしっかり引きながら上体を上げていくこと**。20〜30センチ上げた位置で5〜10秒間キープしたら1セット終了です。余裕がある人は、朝晩それぞれで3セットを繰り返しましょう。

きっと数回も繰り返せば、背中が全体的にストレッチされて軽くなってくることでしょう。ガチガチに固まっていた筋肉が解凍されるような気持ちよさも感じられるかもしれません。背中をしなやかに強化する基本メニューとして実践してみてください。

Step 1 全身を伸ばし、手のひらを天井に向ける

うつ伏せになった状態から頭を上げ、手のひらを天井に向ける。足先までピンとまっすぐ伸ばす感覚をもつ

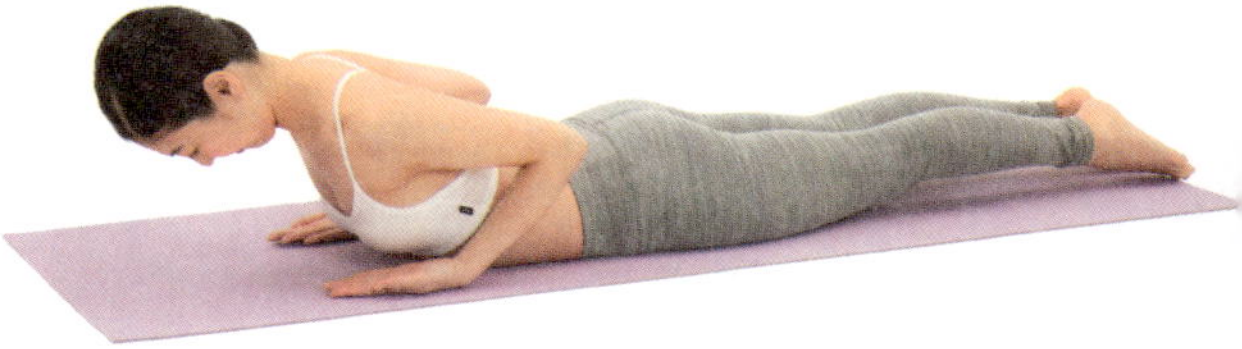

Step 2 手足を浮かし、ヒジを下半身側へ押し込む

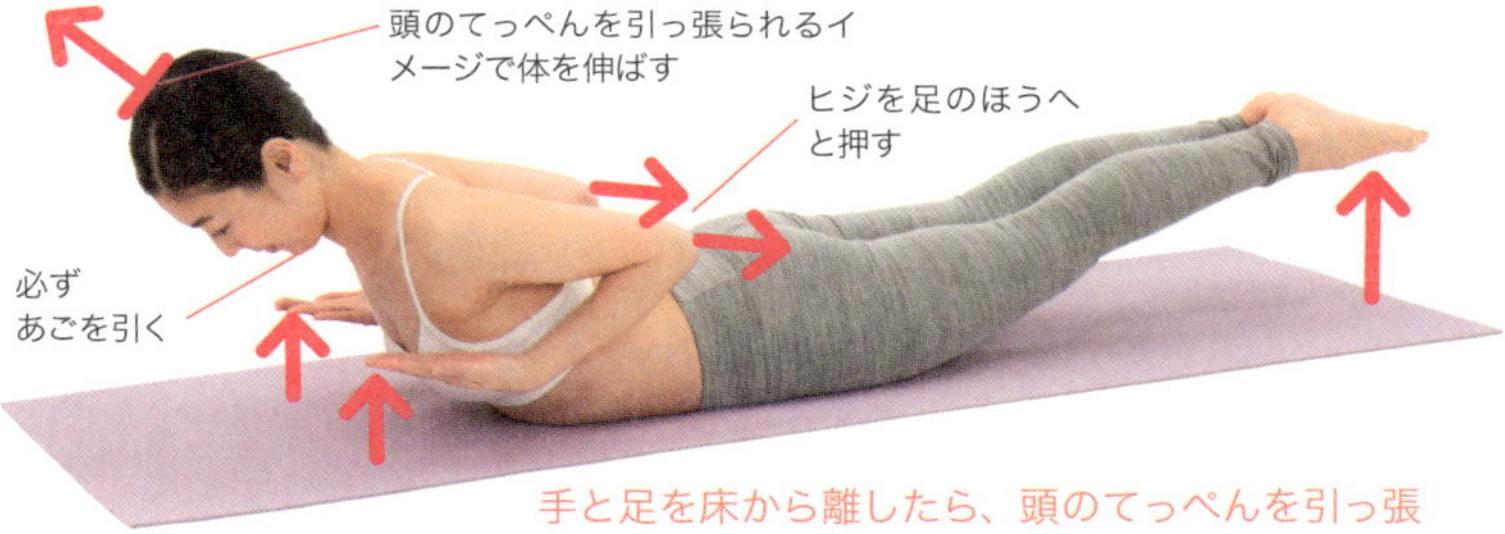
頭のてっぺんを引っ張られるイメージで体を伸ばす
ヒジを足のほうへと押す
必ずあごを引く

手と足を床から離したら、頭のてっぺんを引っ張られるイメージで首すじを伸ばす。同時に、ヒジや肩甲骨を反対の方向（下半身側）へ押し込む。

上から見た図

肩甲骨は下半身のほうへ伸ばす

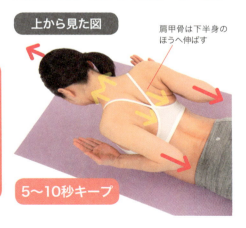

5～10秒キープ

ポイント解説

背中の筋肉を反対方向に引っ張る姿勢をつくることで、普段は伸ばしにくい背中のインナーマッスル全体を伸ばすことができる。このとき、必ずあごを引いて行うこと。あごを引かないと、効果が非常に薄くなる。

メニュー
②

壁ドン・ストレッチ

壁さえあればいつどこでもOK!

A B C

壁を使って10秒ほど体を伸ばすだけで、前がかりの姿勢も猫背も不思議とキレイにリセットされるストレッチ。ABCみっつを順番に行えば、「後ろ荷重でまっすぐ立つ習慣」が自然とついてくるはずです。

A

Step 1 壁に体をぴったり沿わせる

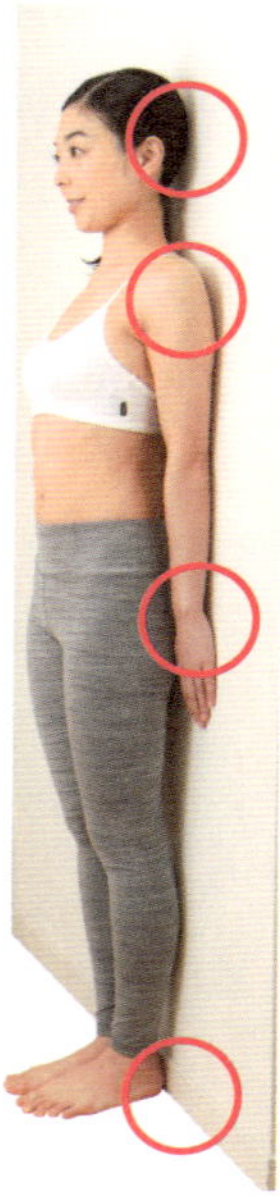

後頭部、肩、お尻、かかとの4点が壁に接していればOK。

Step 2 背中を反らして、壁に体重をかける

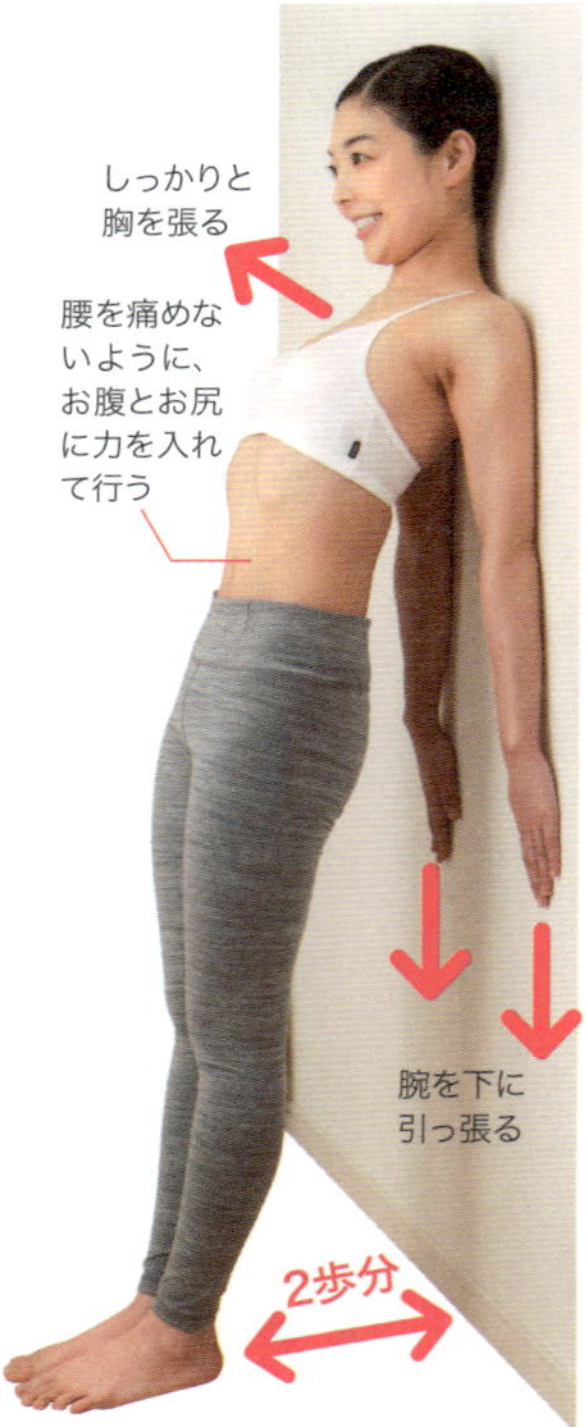
しっかりと胸を張る
腰を痛めないように、お腹とお尻に力を入れて行う
腕を下に引っ張る
2歩分

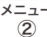

10秒キープ

足を2歩くらい前に出して、壁に体重をかける（体重の70〜80%）。両腕を真下に引っ張ると、背中の筋肉がうまく伸びる。

B

Step 1 ヒジを壁につけて立つ

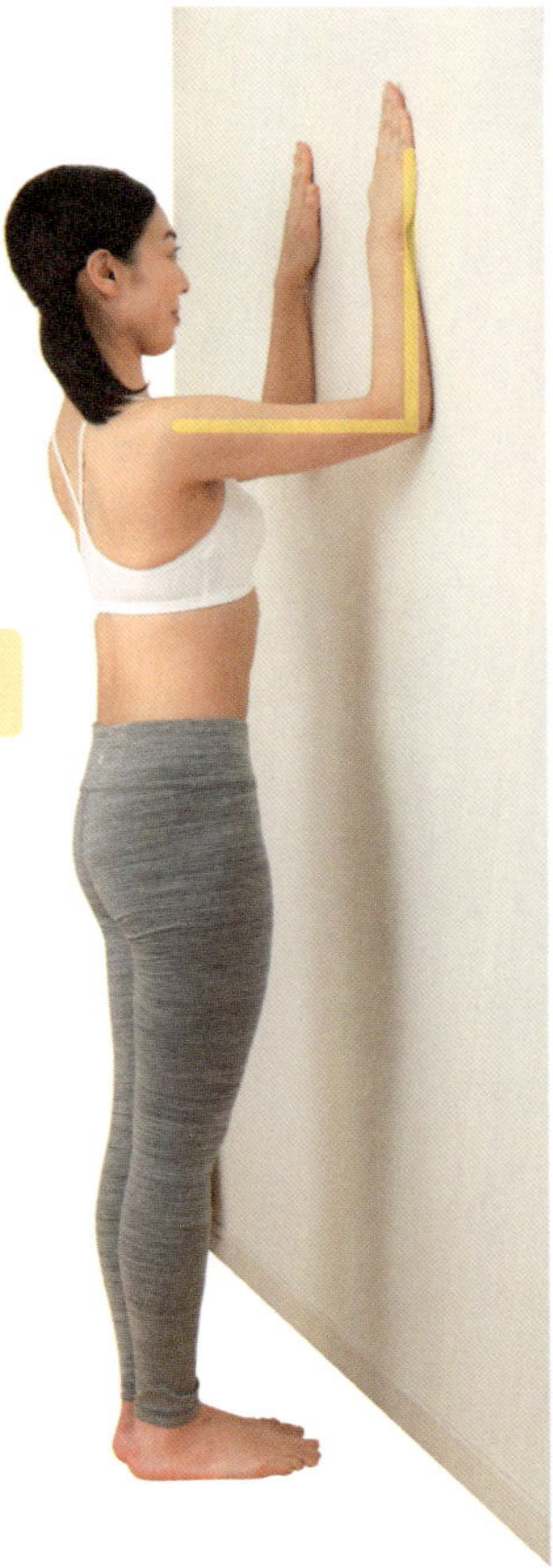

ヒジが90度になる場所を見つけたら、両足をくっつけた状態でスタンバイ。

Step 2 足を後ろにずらし、壁に体重をかける

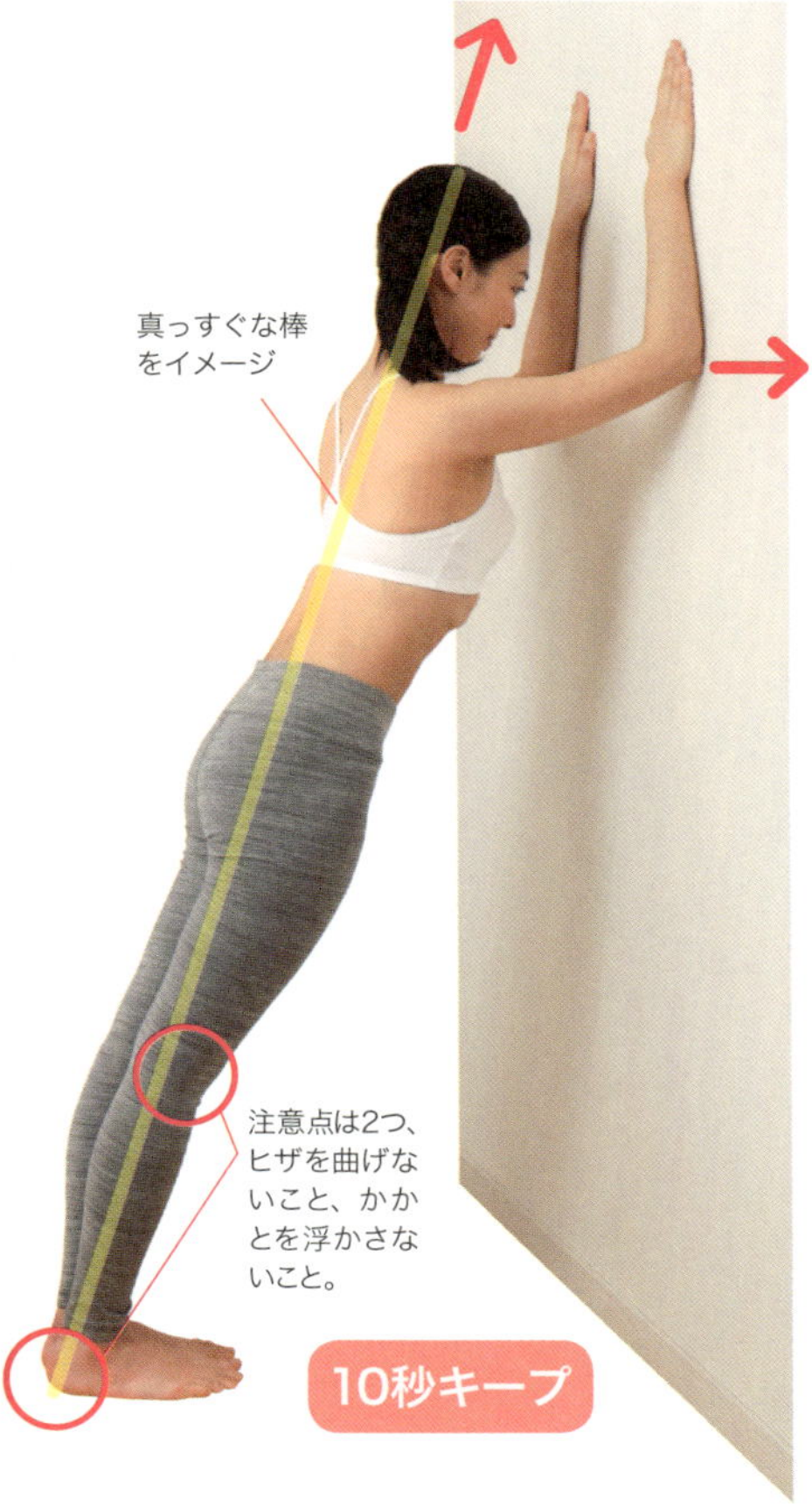

真っすぐな棒をイメージ
注意点は2つ、ヒザを曲げないこと、かかとを浮かさないこと。

10秒キープ

ヒジを壁につけたまま、足を後ろへ2～3歩分ほどずらす。「壁ドン・ストレッチA」と同様、体重を壁にあずける。首からかかとまでまっすぐな姿勢を保ち、背中側の筋肉全体を伸ばす。

C

Step 1 足を開き、手を壁につける

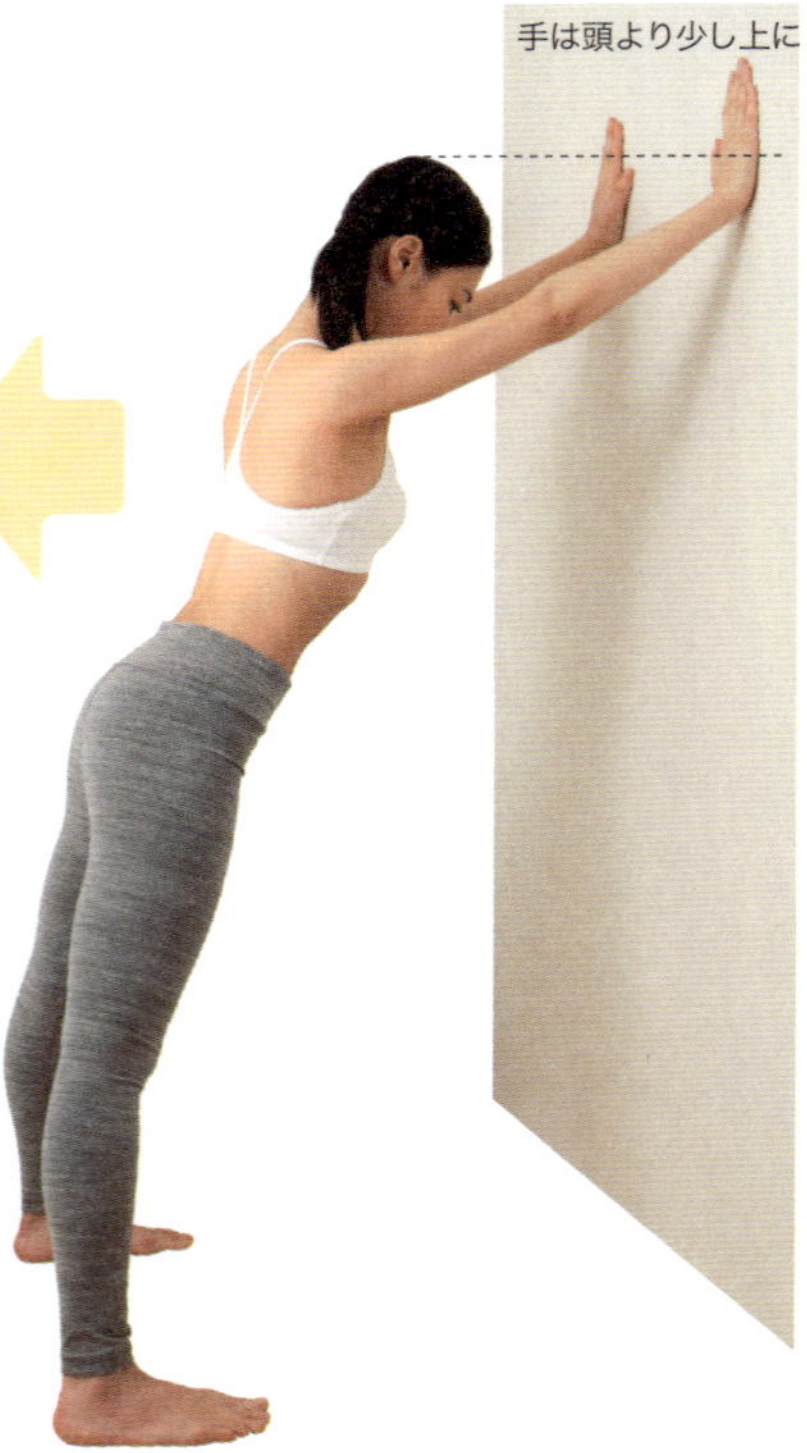
手は頭より少し上に

肩幅くらい足を広げる。手を壁につける高さは、頭よりもすこし上。

Step 2 上半身を脱力させ、背中をほぐす

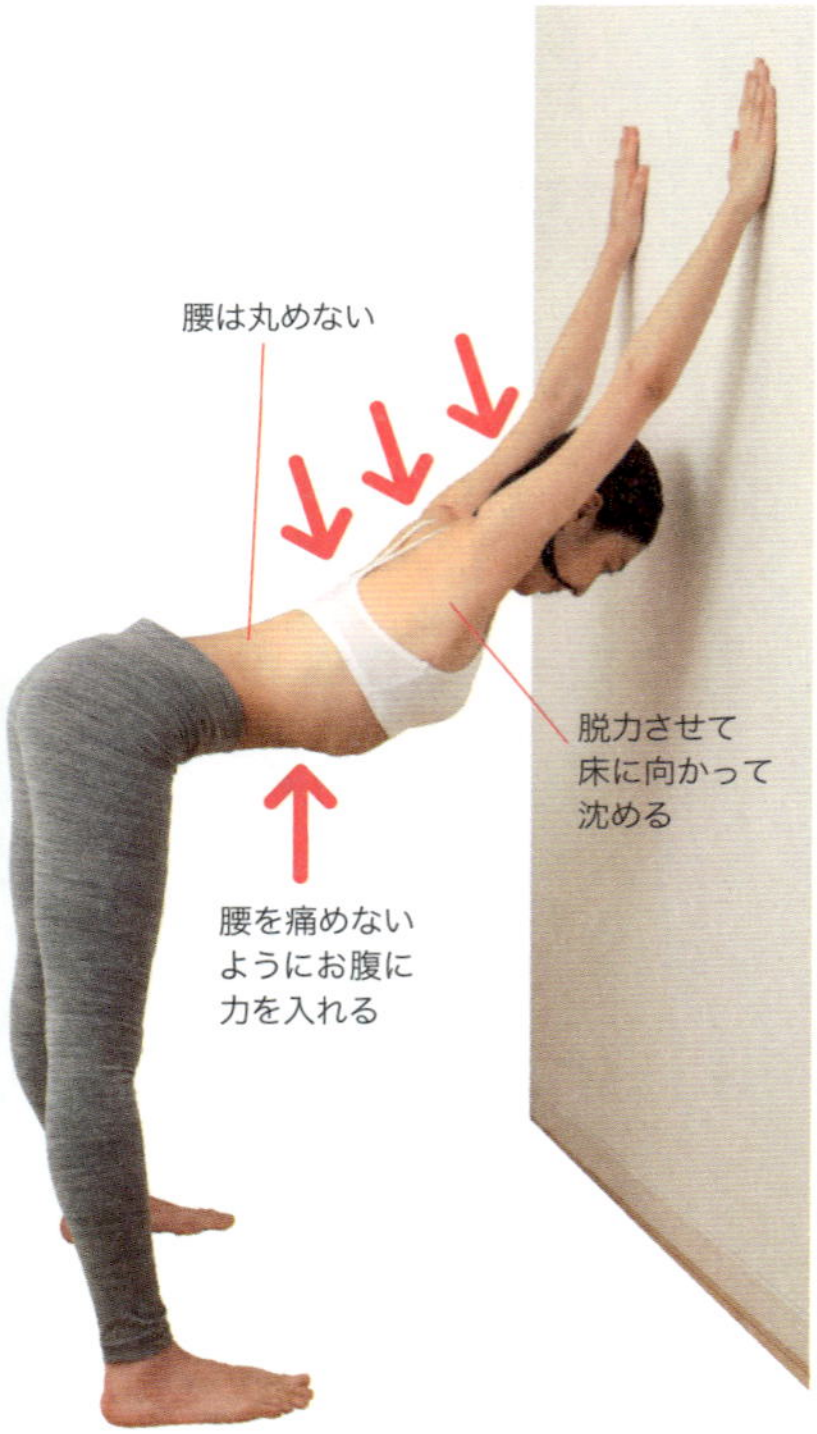
腰は丸めない
脱力させて
床に向かって
沈める
腰を痛めない
ようにお腹に
力を入れる

5秒キープ

息を吐きながら、腰から背中にかけて、ゆっくりと床側へと沈めていく。体の後ろ側や脇、腕をまんべんなく伸ばすことで、抗重力筋のトレーニングにもなる。

壁ドン・ストレッチ　ポイント解説

「S字カーブ」を使える体に変わる

ポイントは「背中寄り、後ろ寄りに体重をかける習慣をつける」ことです。背骨は体のいちばん後ろについているため、背骨のS字カーブを働かせるには、後ろ寄りに体重をかけなくてはなりません。そして、この「後ろ寄り」の感覚は、おそらくみなさんがイメージしているポジションよりもかなり後ろです。

「**これ以上背中側に体重をかけたら、後ろに倒れてしまう**」

それくらいが、**じつはベストポジション**です。ただ、わたしたちは前がかりの姿勢に慣れきってしまっています。そこで、壁を利用して、後ろ寄りの荷重バランスを体に覚え込ませてしまおう、というわけです。ＡＢＣのストレッチ兼エクササイズにはそれぞれに役割がありますので、みっつを1セットにして実践していきましょう。すぐに「後ろ荷重」がいかにラクな姿勢か、わかってくるはずです。

メニュー③

ハイハイ・エクササイズ

背中と腰をやさしくメンテナンス

「腰痛でストレッチもできない……」そんな人でも可能なのが、このエクササイズ。腰痛持ちの救世主とも言える動きがつまった、腰に優しい運動です。

うまく脱力感を得られたら、仕上げに「応用編」へ。上半身で四角形（ボックス）のような軌跡を描くボックス・ストレッチは、誰でも気持ちよく行えます。

ヨガの世界でも広く知られる「キャット・ストレッチ」は、背中の筋肉や背骨を柔軟にするストレッチ。背中をしなやかにほぐせば、スラッと伸びた美しい姿勢に一気に近づきます。

Step 1 背中を脱力させ、四《よ》つ這《ば》いになる

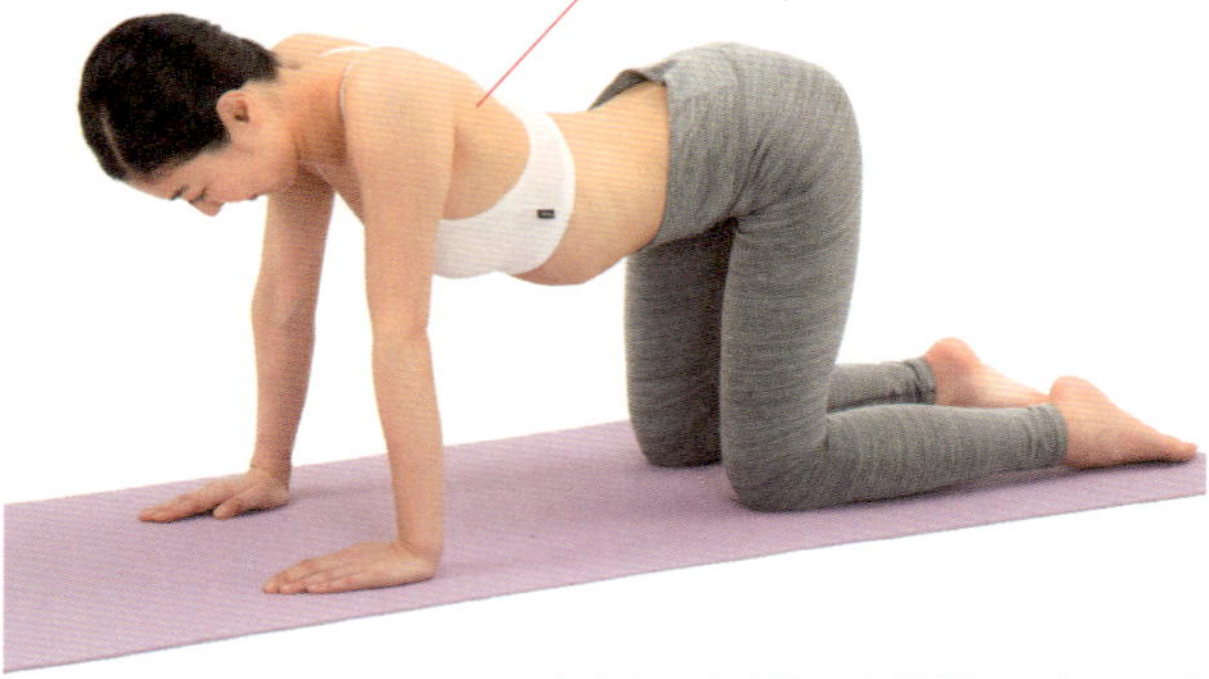

全身から力を抜いた状態でスタンバイ。

Step 2 5秒をかけて右手・右足を前へ動かす

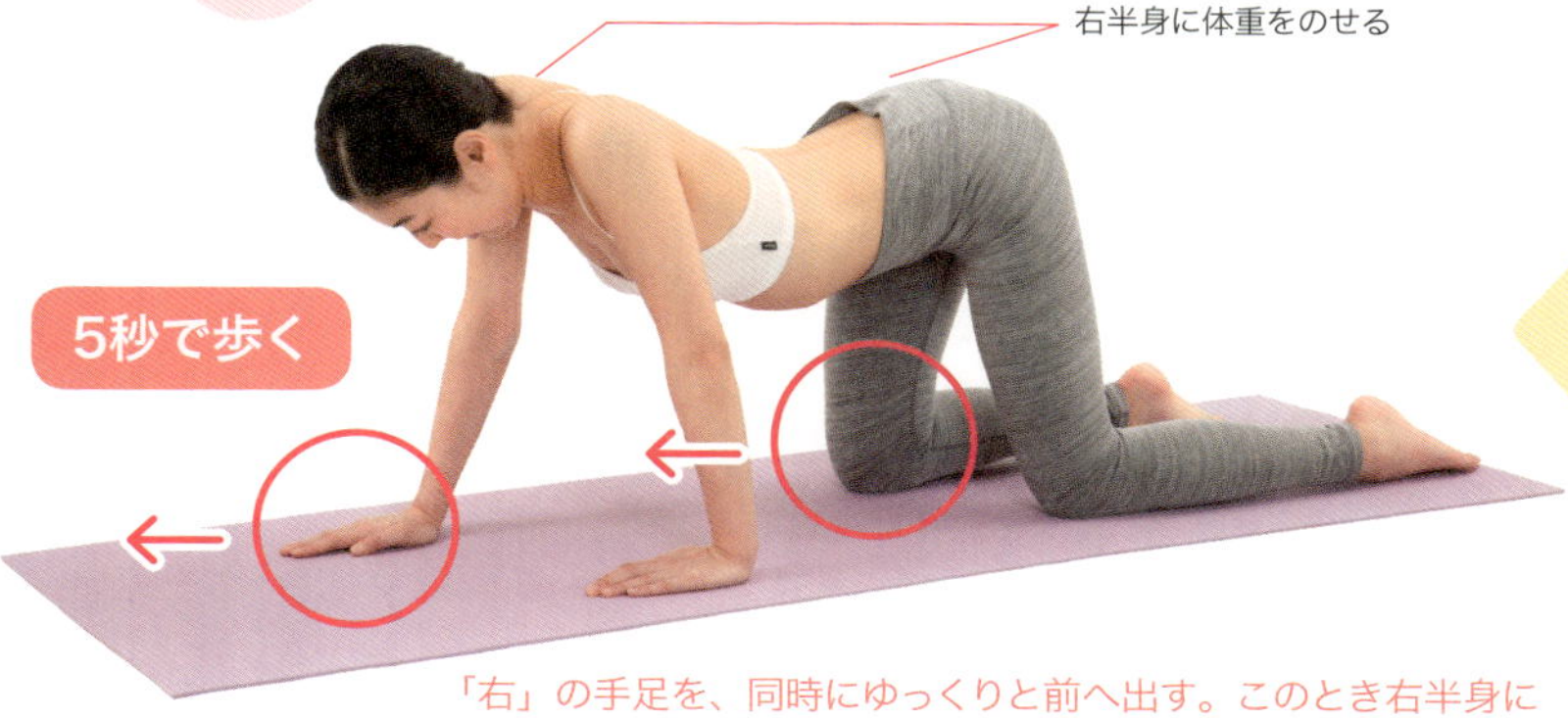
右半身に体重をのせる
5秒で歩く

「右」の手足を、同時にゆっくりと前へ出す。このとき右半身に体重をすべてのせる。動かす幅は小さくてもいいので、右側の肩関節、肩甲骨、股関節がしまって、気持ちよくなる場所を探す。

「数歩前へ出る／数歩後ろへさがる」を繰り返す

Step 3 5秒をかけて左手・左足を前へ動かす

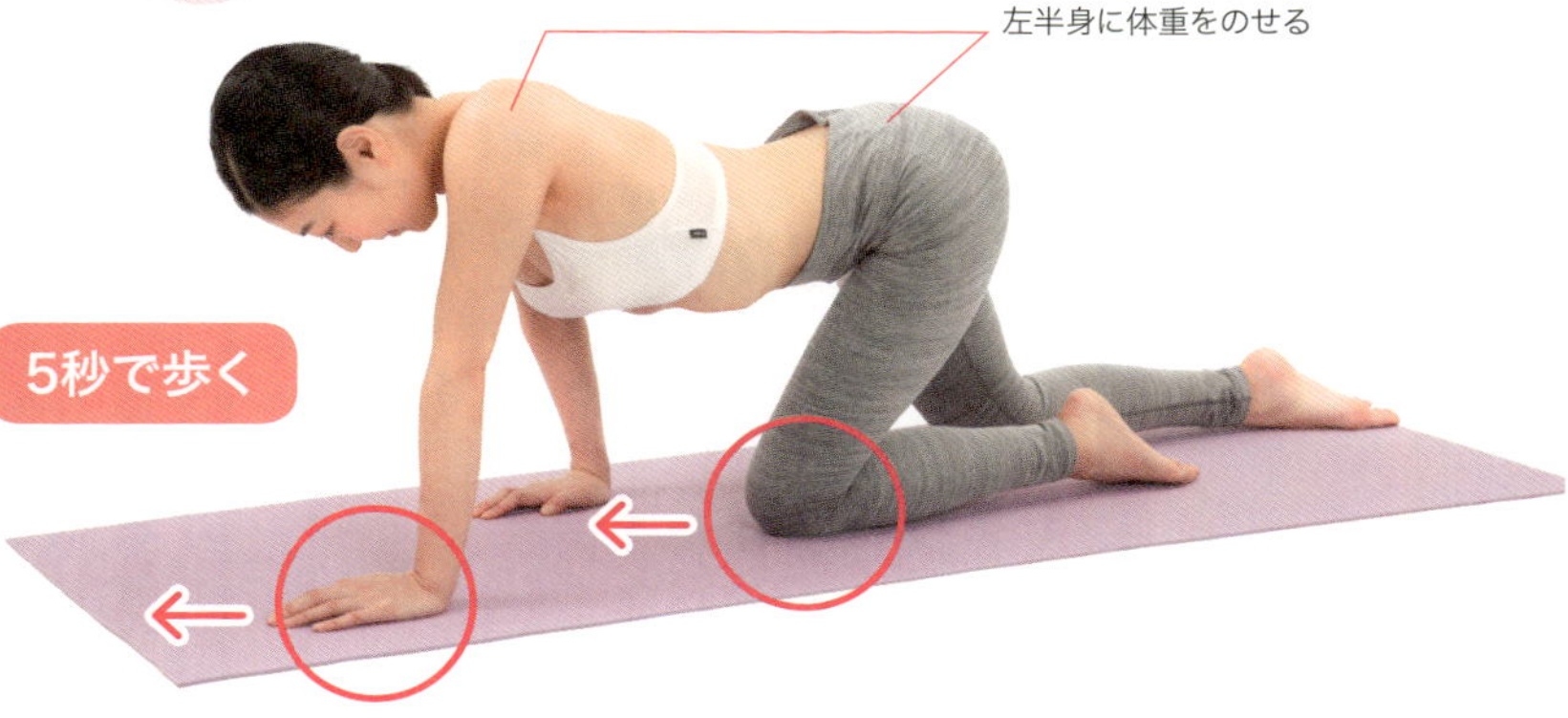
左半身に体重をのせる
5秒で歩く

「右」同様、「左」の手足を前へ出して、左半身へ体重をすべてのせる。急がず、呼吸しながら、背中を脱力した体勢でゆっくりと行う。右、左、右、左と何歩か前へ進んだら、今度は後ろへ下がるなど、前後にハイハイを繰り返す。

ハイハイ・エクササイズ　ポイント解説

ハイハイポーズは腰痛持ちの「最高の味方」

ネーミングからおわかりの通り、基本姿勢は四つ這いです。普通のハイハイと異なるのは、右手と右足、左手と左足というふうに、**同側の手足を動かす**ことでしょう。狙いは「**背中の主要関節の働きをよくする**」ことです。

私は、人間の関節は、しっかり圧をかけて「締まり」をよくするほうが、動きがラクになると考えています。ギックリ腰などはその代表例。腰まわりの関節の圧が抜けているときによく発症します。

このハイハイ・エクササイズは、肩関節、肩甲骨、胸椎関節、腰椎関節、仙腸関節、股関節といった背中の主要関節の働きをよくするのにうってつけのメニューです。各関節が締まった状態だと、S字カーブのスイッチがオンになり、体がスムーズに動くようになります。体が緊張しないよう、なるべく背中や腰を**脱力させて行いましょう**。

じつはハイハイは、腰痛持ちに限らず、直立二足歩行で**疲弊した体をリハビリするのにもってこいの運動**なのです。

なぜならハイハイは、**最もうまく重力を分散させるラクな態勢**だからです。私は腰痛で身動きがとれなかった日々にこのことに気づきました。

「**こんなに腰が痛いときでも、ハイハイだけは痛くない**」と。

よく考えればハイハイは、赤ちゃんが初めて重力に逆らって自力運動をする行為ですし、体に負荷が少ないのは当然です。赤ちゃんはハイハイをすることで腕や足の関節を締め、少しずつ体を丈夫にしているのです。つまり、ハイハイは、わたしたち人間が直立二足歩行をスムーズに行うために欠かせない準備運動なのです。

いま、現代人には腰痛になったり、肩やひざを痛めたりと、重力に耐え切れずに体の不調を訴える人が増えてきています。そういう人は、一度四つ這いになって、重力や体重の負担が少ない状態でハイハイをしてみましょう。重力をうまく分散させつつ関節を締めていくことで、きっと、体をラクに動かす感覚がよみがえってくるはずです。

応用編① ボックス・ストレッチ

Step 1 お尻の右側に体重をかける

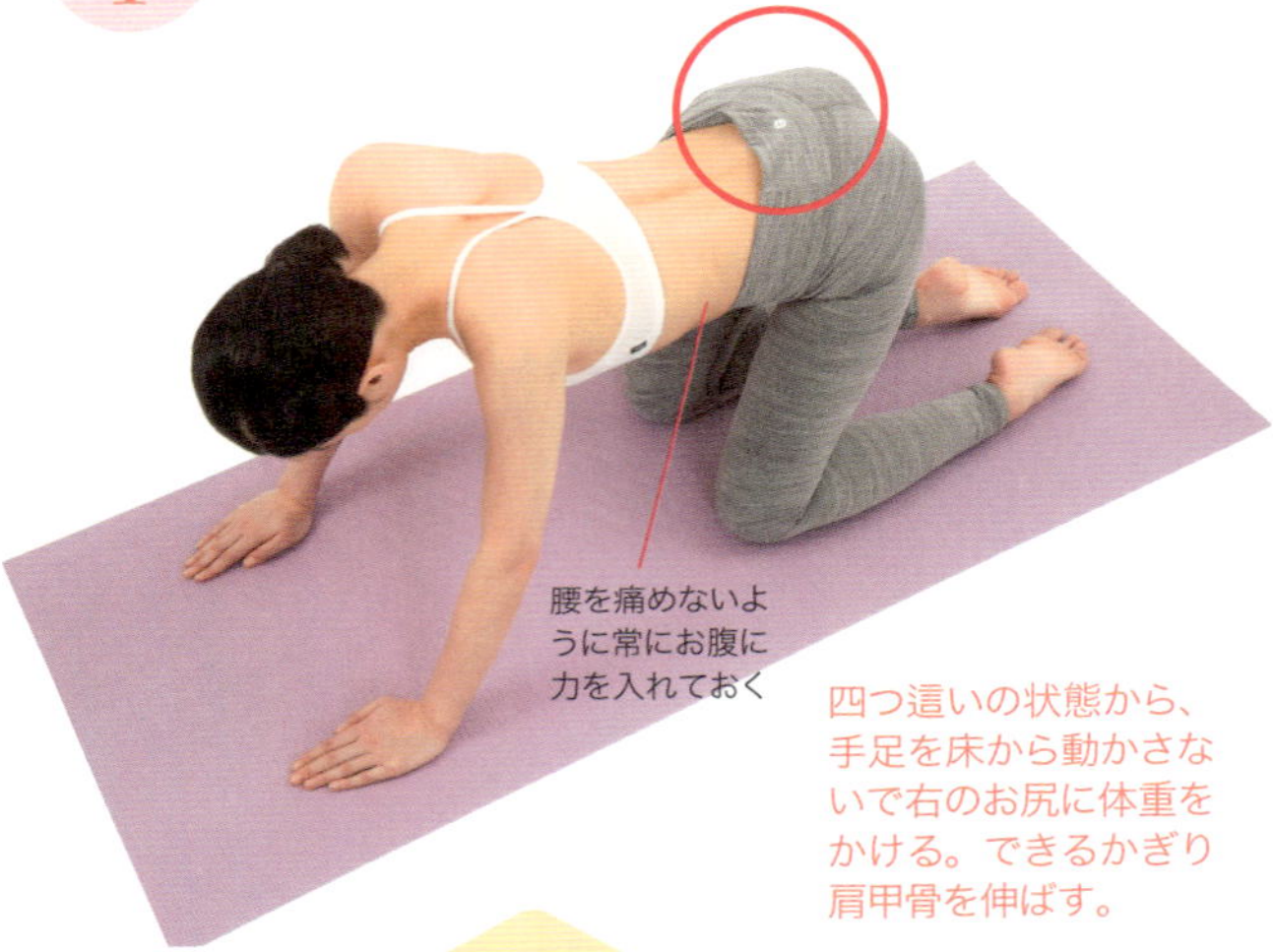
腰を痛めないように常にお腹に力を入れておく

四つ這いの状態から、手足を床から動かさないで右のお尻に体重をかける。できるかぎり肩甲骨を伸ばす。

Step 4 お尻の左側に体重をかける

10〜20秒で1周する

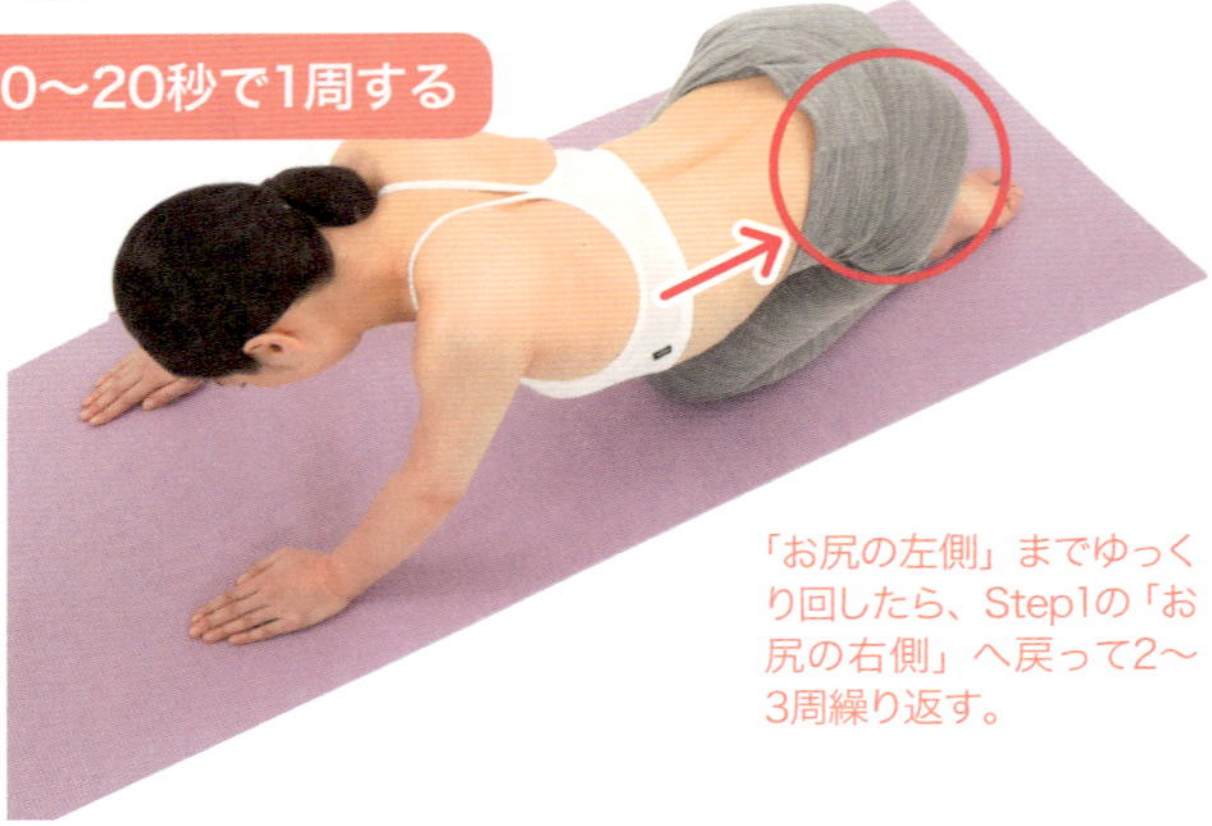

「お尻の左側」までゆっくり回したら、Step1の「お尻の右側」へ戻って2〜3周繰り返す。

Step 2 右肩へ体重をかける

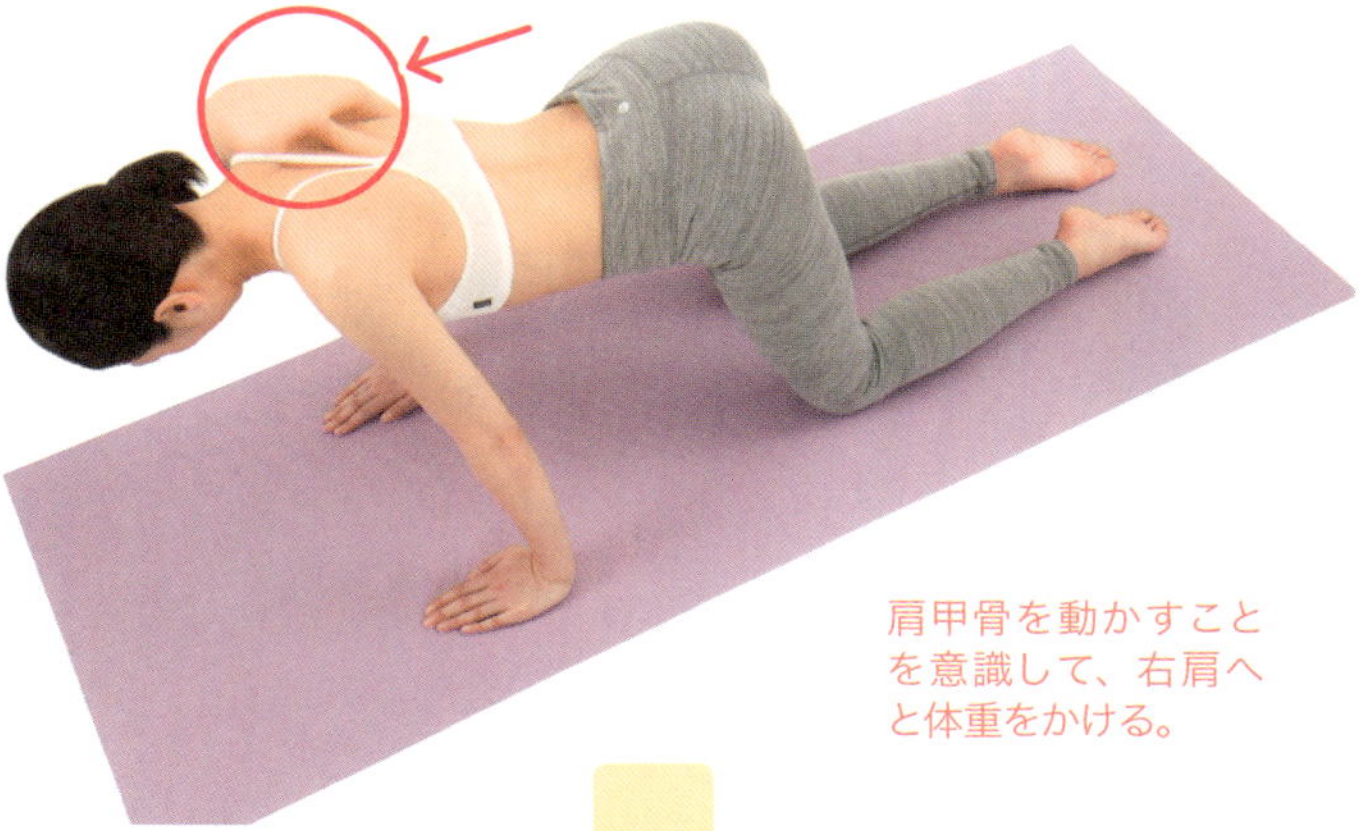

肩甲骨を動かすことを意識して、右肩へと体重をかける。

Step 3 左肩へ体重をかける

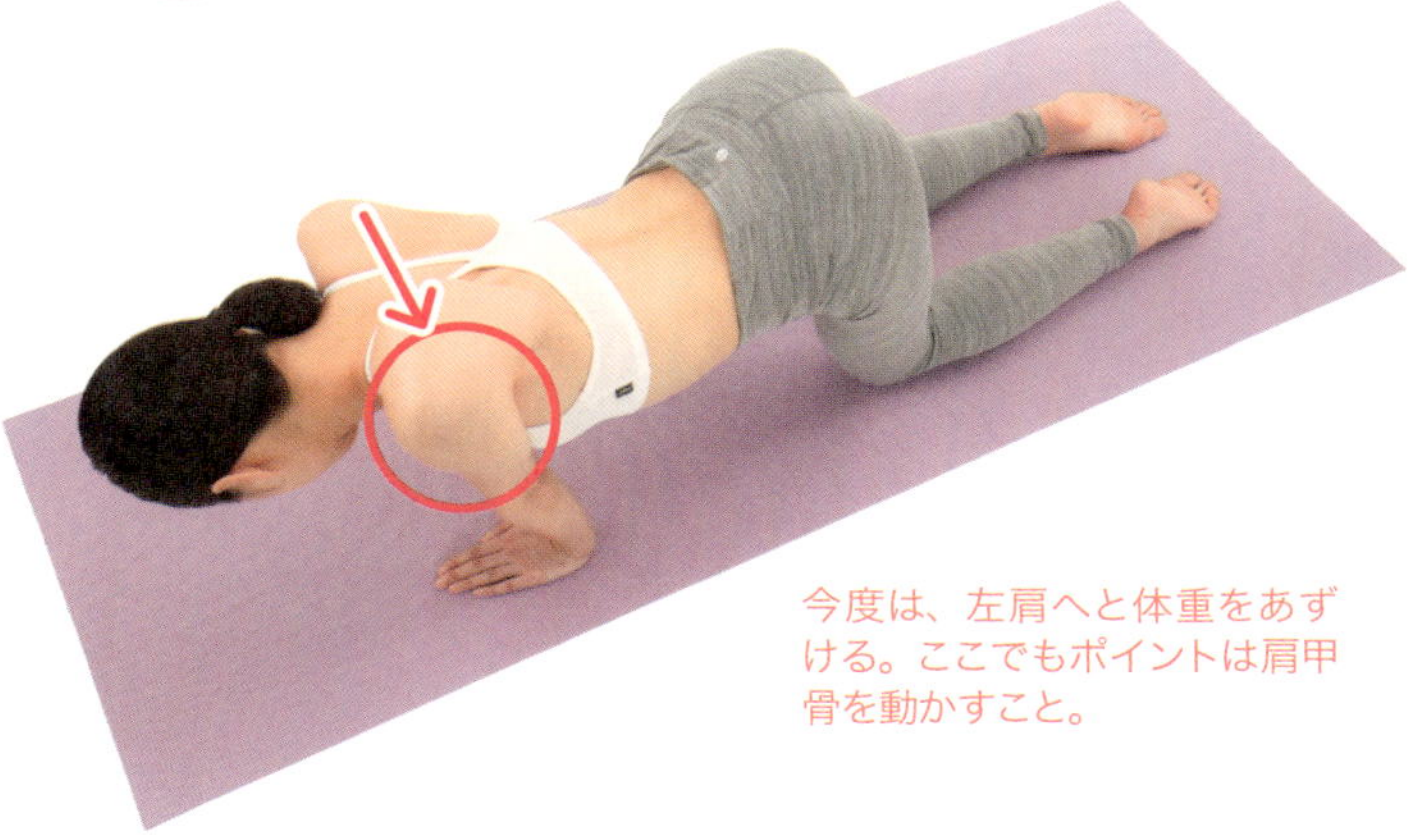

今度は、左肩へと体重をあずける。ここでもポイントは肩甲骨を動かすこと。

応用編② キャット・ストレッチ

Step 1 背中を突き出す

5秒キープ

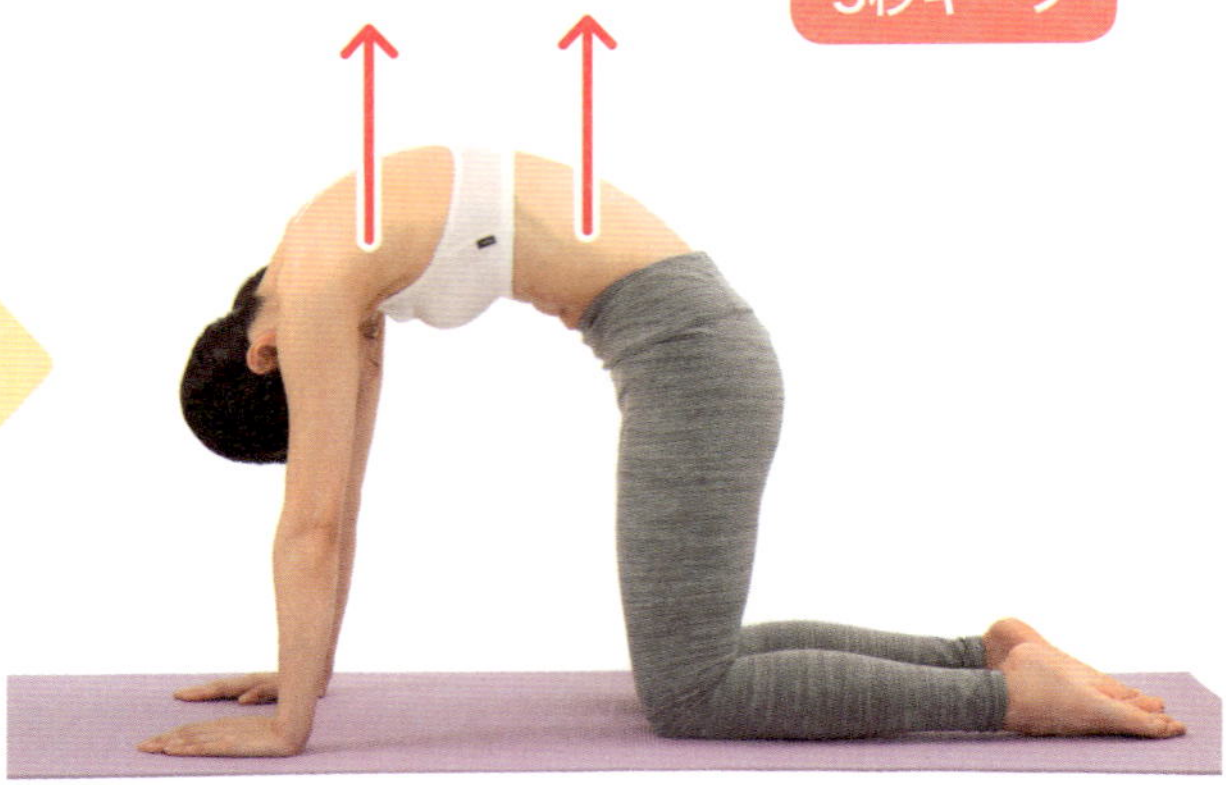

四つ這いの状態から、猫(キャット)のように背中をできる範囲で突き出す。背中を丸めてかたまった筋肉を伸ばすイメージで、柔軟性を手に入れる。

ハイハイ・エクササイズの仕上げとして、「ボックス・ストレッチ」と「キャット・ストレッチ」をプラスすることで、背中の主要関節の可動域を広げ、さらなる柔軟性を獲得しましょう。

ボックス・ストレッチ（76ページ）は、四つ這いになって全身を脱力させた状態から、ゆっくり揺らすように背中を回していくストレッチ。時計回りに2〜3周、反時計回りに2〜3周、なるべく大きく回すようにしましょう。

キャット・ストレッチは、四つ這いの

Step 2 背中を反らせる

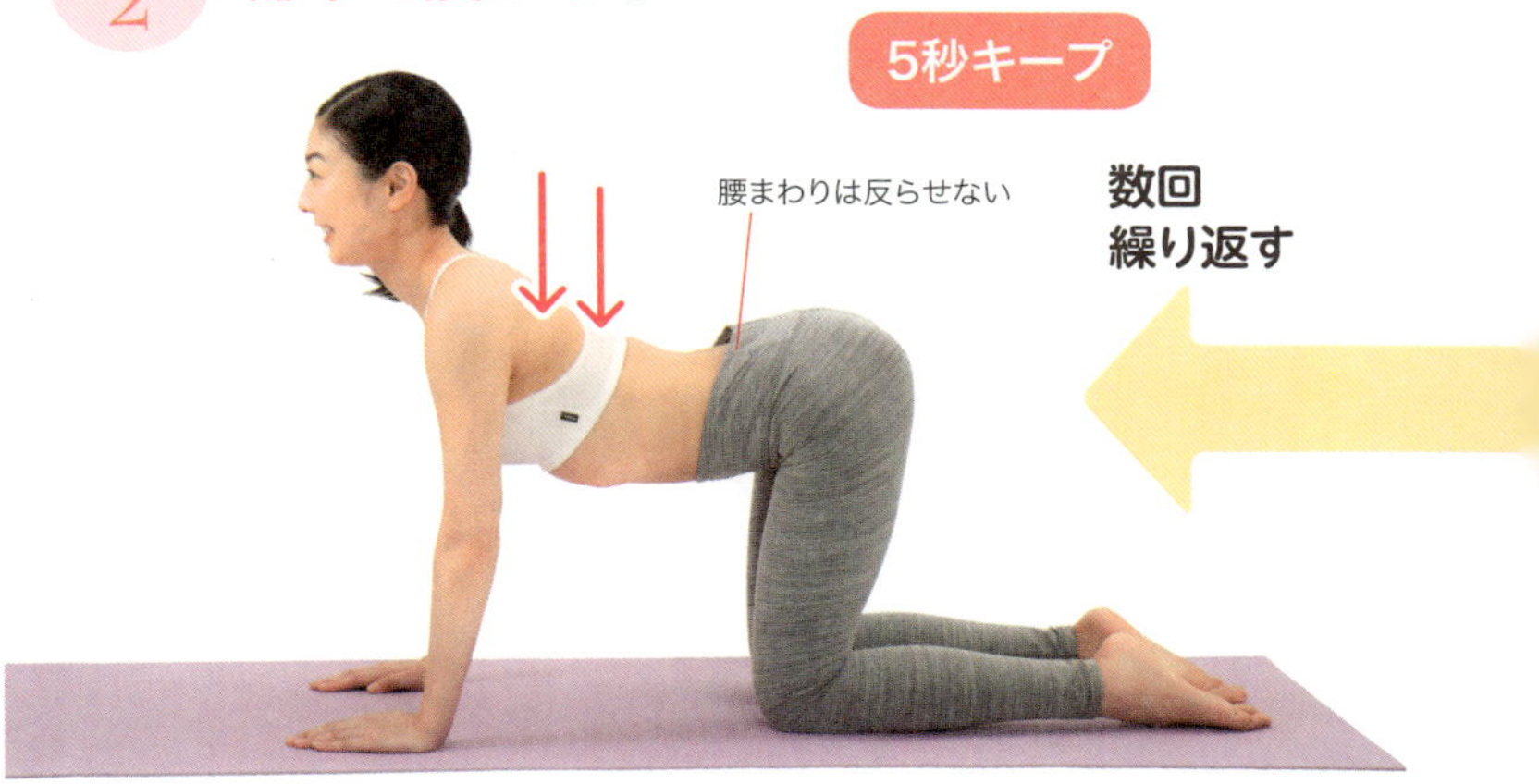
5秒キープ
腰まわりは反らせない
数回
繰り返す

肩甲骨あたりの「背中」をゆっくりと反らせて5秒キープ。腰を痛める可能性があるので「腰」あたりは反らせすぎないように注意する。

状態で「猫が怒った時」のように背中を大きく丸めるストレッチ（前ページ写真上）。「息を吐きながら背中を高く突き出す」「息を吸いながら背中を反らせる」を繰り返しましょう。

これらふたつを加えれば、より肩関節や股関節に圧を加えられるだけでなく、肩甲骨、胸椎関節、腰椎関節、仙腸関節などを動かすことになるため、背中側の関節の動きをトータル的によくすることができるでしょう。腰痛を防ぐためにも欠かせない条件なので、ぜひ積極的に行ってください。ただし、腰を痛めないように、適度な範囲で行いましょう。

メニュー④

背中スクワット

「大黒柱」を強くして、何歳までも若々しく

このメニューの目的は、脊柱起立筋や大腰筋といった「背中のインナーマッスル」を鍛えること。これらの筋肉は、体を支える言わば「大黒柱」です。しっかり鍛えれば、いくつになってもピシッときれいな姿勢で、若く見られるはずです。

Step 1 足を開いて立つ

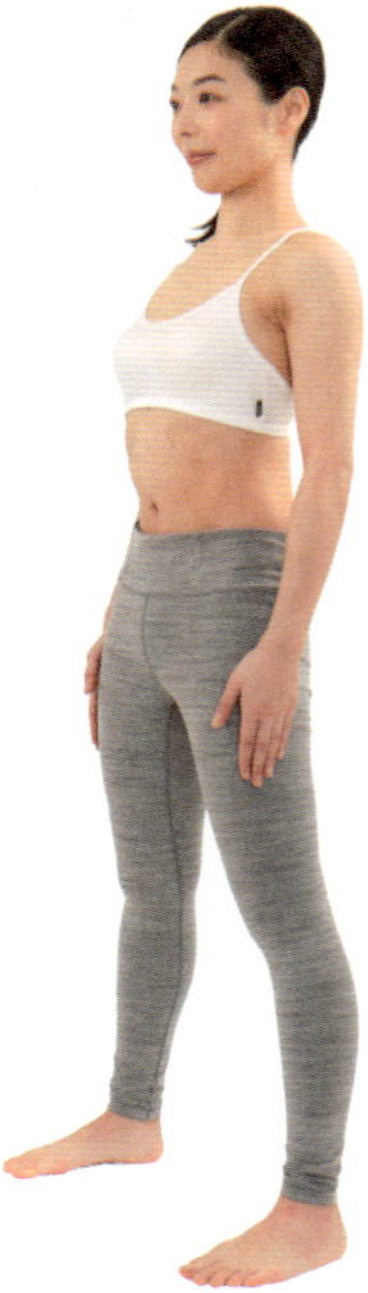

足は、肩幅よりも広めに開く。
足先の親指を、まっすぐに
正面へ向けてスタンバイ。

Other 「上級編」にチャレンジ！

さらに背中のインナーマッスルを鍛えられる上級者向けの「背中バランスポーズ」。Step2の状態から、耳よりも背中側になる位置で、腕を高く上げる。そして、片足をまっすぐに上げた状態を10秒キープ。Step3の休憩を挟みながら、数回行う。

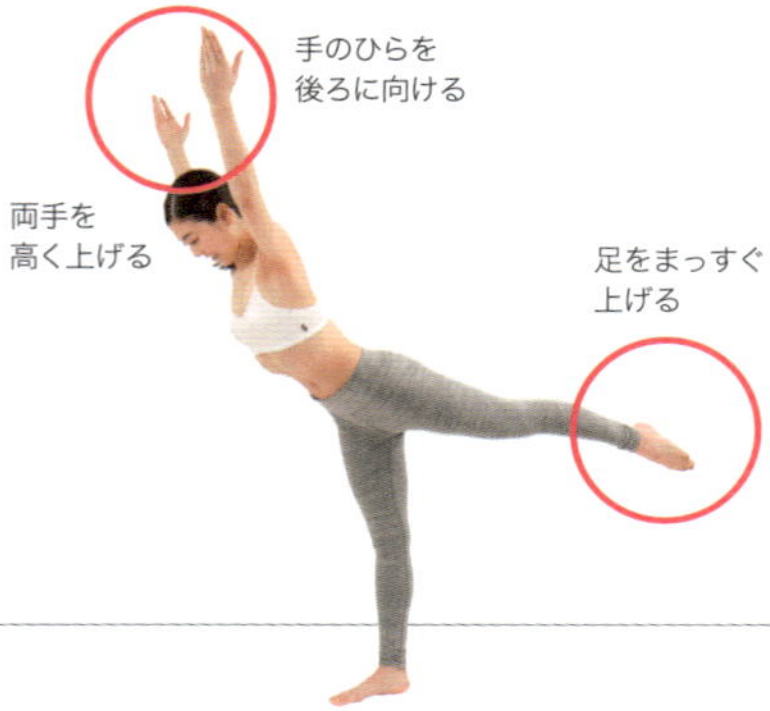

手のひらを
後ろに向ける
両手を
高く上げる
足をまっすぐ
上げる

Step 2 上半身を倒し、背中を伸ばす

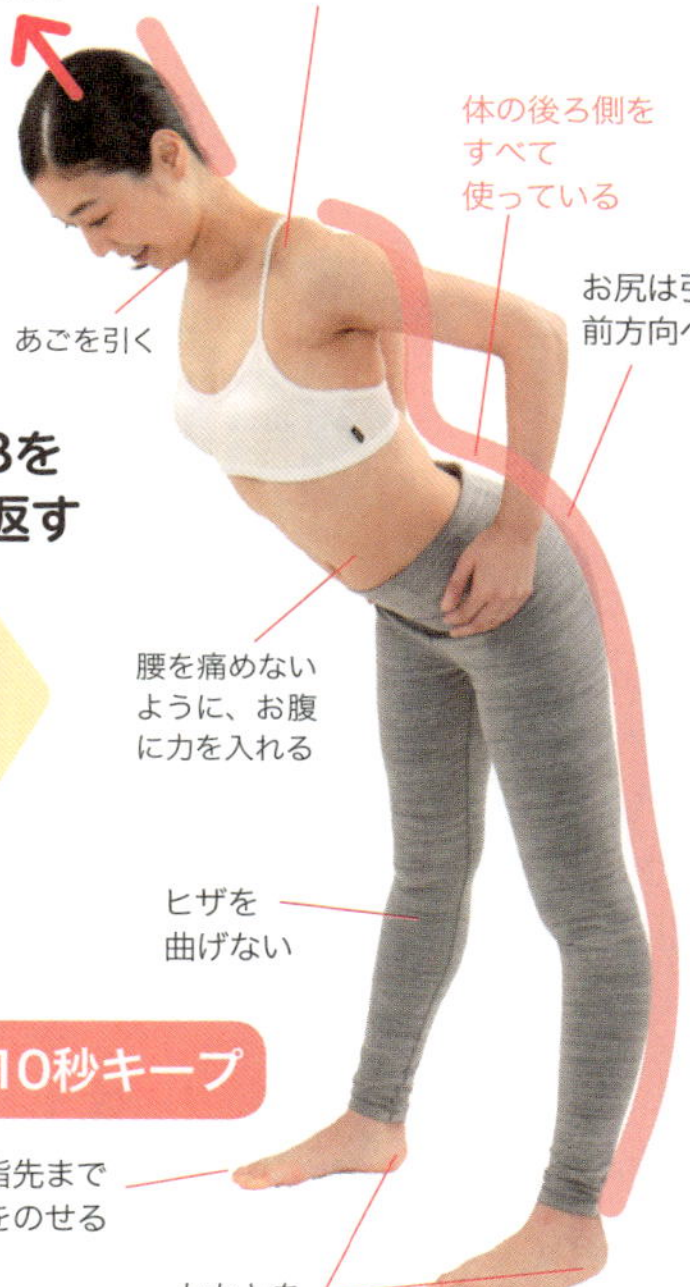
頭上から
引っ張られる
意識をもつ
肩甲骨を
中央へ寄せる
体の後ろ側を
すべて
使っている
お尻は引か
前方向へ
あごを引く
腰を痛めない
ように、お腹
に力を入れる
ヒザを
曲げない
10秒キープ
足の指先まで
体重をのせる
かかとを
浮かせない

太ももの付け根あたりから、体を前へと倒す。このとき、上半身はまっすぐな姿勢を保つこと。あごを引き、頭上に引っ張られるようなイメージで、背中全体を伸ばしていく。

Step2・3を数回繰り返す

Step 3 ヒザを軽く曲げて、5秒休憩する

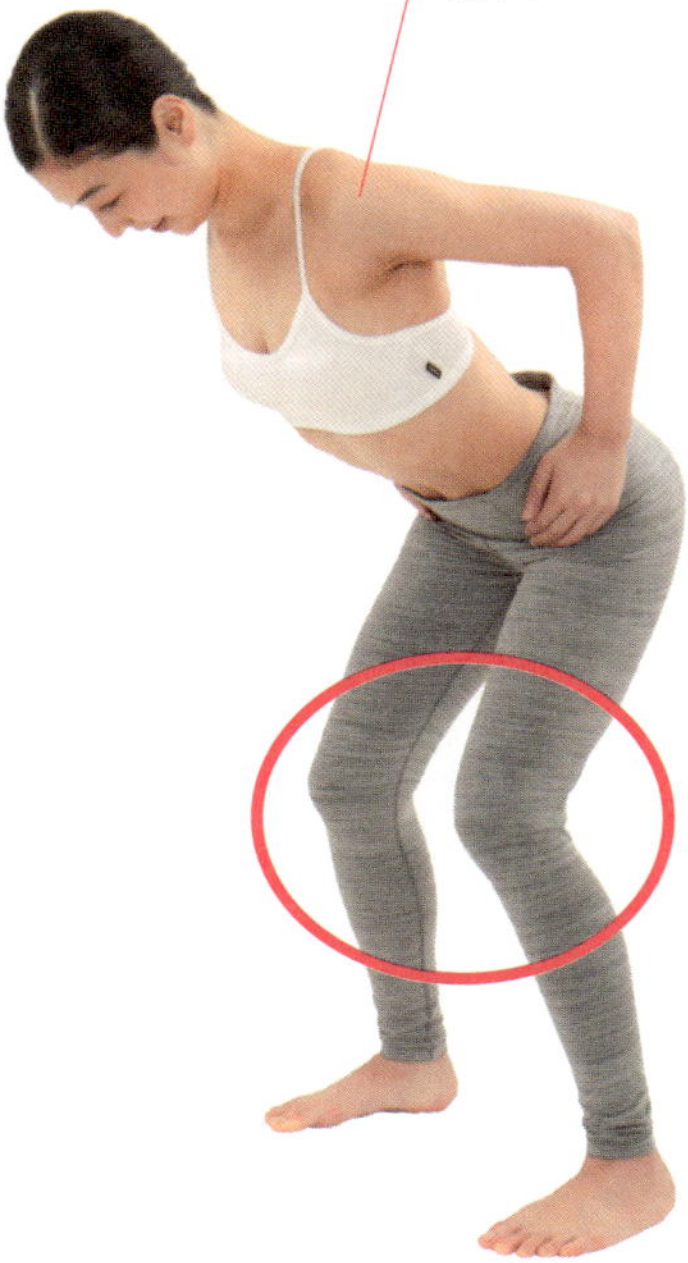
上半身は
そのままの
姿勢で

上半身の姿勢はそのままで、両ヒザを曲げてひと休みする。しっかり呼吸をしてリラックスした後、息を吐くのに合わせてStep2に戻り、スクワットを数回繰り返す。

背中スクワット　ポイント解説

しなやかなインナーマッスルで猫背も改善！

スクワットと言うと、ヒザを曲げて大きく屈伸運動するイメージがあるかもしれませんが、このメニューはちょっと違います。横から見ると「スキーのジャンプで滑降している」ような姿勢になります。この姿勢を維持することで、背中のインナーマッスルを鍛えます。ヒザを曲げるのは休憩のときだけでOKなのです。

実際にやってみるとわかりますが、この背中スクワットでは、首の後ろから背中、お尻、ハムストリングスやひざ裏、ふくらはぎなど、**体の後ろ側の筋肉をすべて伸ばすことになります**。また、こうした前傾姿勢をとりながらスクワットを行うと、体の深部で〝しっかり支えよう〟とする力が働き、脊柱起立筋や大腰筋などのインナーマッスルを効果的に刺激して鍛えられるのです。

繰り返し述べてきたように、背中の役割でもっとも大切なのは「体を支える機能」

です。背中のインナーマッスルが体を支えてくれなければ、頭や上半身の重みで崩れ落ちて、わたしたちはあっという間に腰痛になってしまうでしょう。

代表的なインナーマッスルには「**脊《せき》柱《ちゅう》起《き》立《りつ》筋《きん》**」や「**大《だい》腰《よう》筋《きん》**」があります。これらの筋肉は、言ってみればわたしたちの体を支える**「大黒柱」のような存在**。ここをしなやかに強化することで、ねこ背、腰痛、転倒などを防いでいけるのです。

この背中スクワットを1日に数回繰り返せば、効率よく「大黒柱の筋肉」を丈夫にしていくことができるはず。初心者は5回、中級者以上は10回を目安にして、日々の習慣にしていくといいでしょう。

すこし余裕が出てきたら、上級編の「背中バランスポーズ」にも挑戦してください。片足を上げていてもグラつきが少ない人は、脊柱起立筋や大腰筋などの背中のインナーマッスルがしっかりしているという証拠です。反対に、すぐにバランスを崩して足を着いてしまう人は、まだまだインナーマッスルを鍛える必要があると思ったほうがいいでしょう。ぜひみなさん、こうしたポーズもプラスしながら、「体の中の大黒柱」を太く揺るぎないものにしていってください。

メニュー⑤

自分でつくる！　腰痛予防の〝コルセット〟

お尻上げエクササイズ

背中と腰まわりのアウターマッスルを、効率的に鍛えるメニューです。アウターマッスルは、腰を守るコルセットのようなもの。このエクササイズを継続していけば、器具に頼らず、自力で腰痛を予防できるようになるのです。

Step 1 両ひざを立てて、仰向けの姿勢に

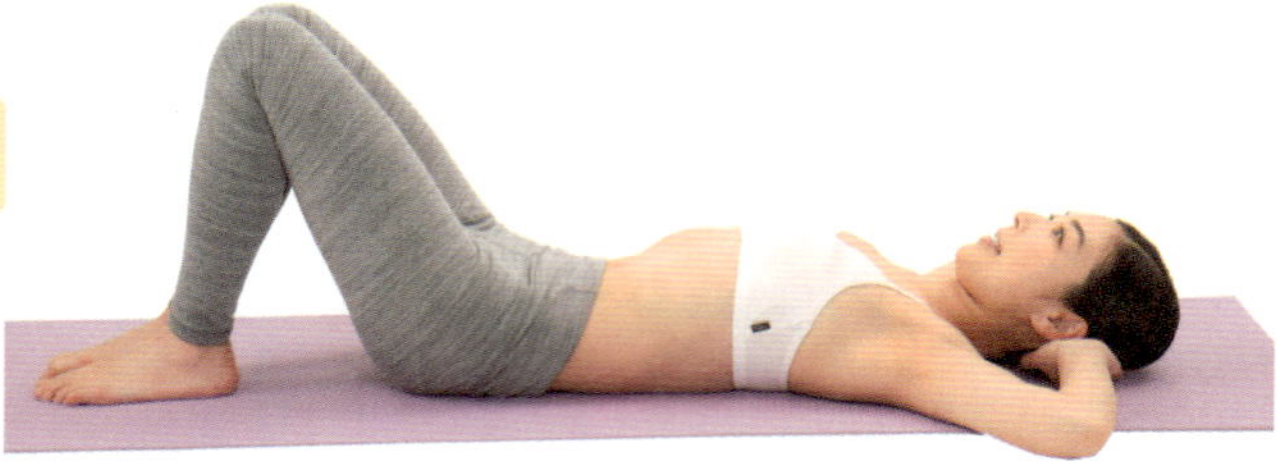

頭の後ろで、手を組んでおく。両足をそろえて、ひざを立てた状態でスタンバイ。

Other 別ポーズでもトライ！

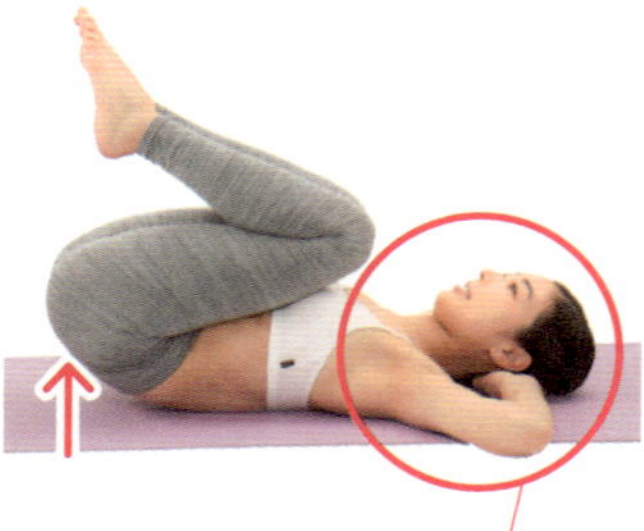

頭をつけてもOK

Step3が難しい人は、頭を床につけた状態で行ってみよう。個人差はあるが、簡単にできるようになる。また、足を深く折り曲げずに、天井に向けて軽く伸ばした状態にすれば、よりラクに行うことができる。

Step 2 頭と足を上げる

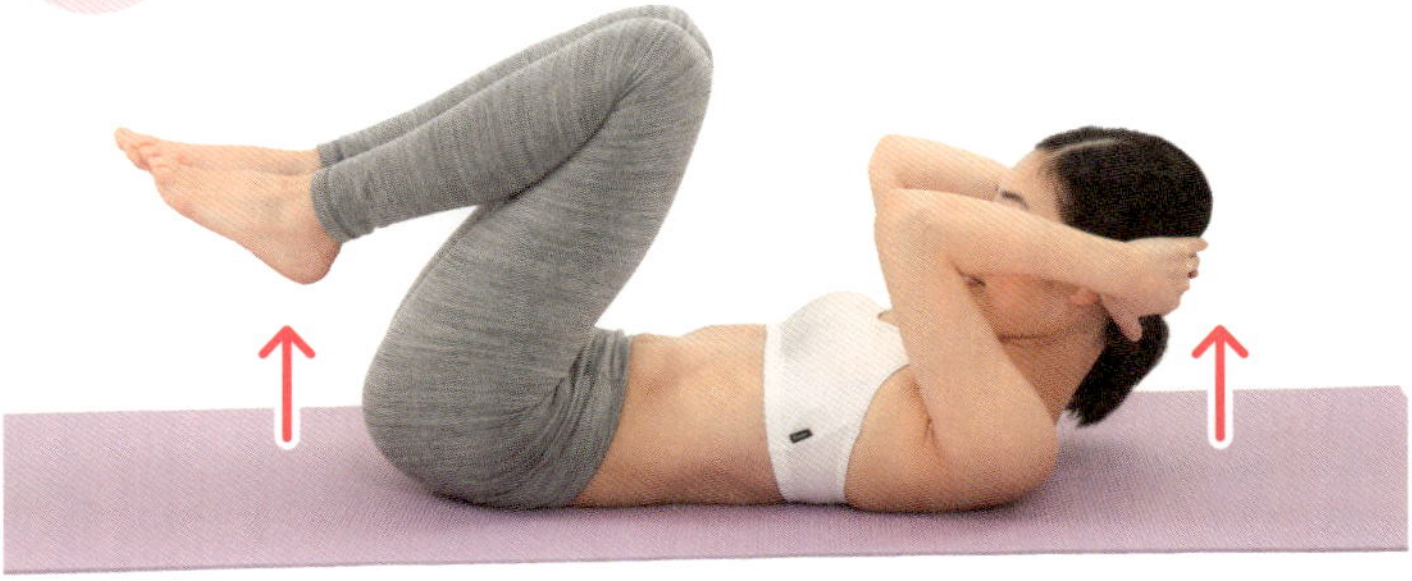

頭は少しだけ上げればOK。足をうまくたためない人は、ひざはやや伸ばし気味でもOK。

Step2とStep3を10回繰り返す

Step 3 「背筋」を使って、お尻を上げる

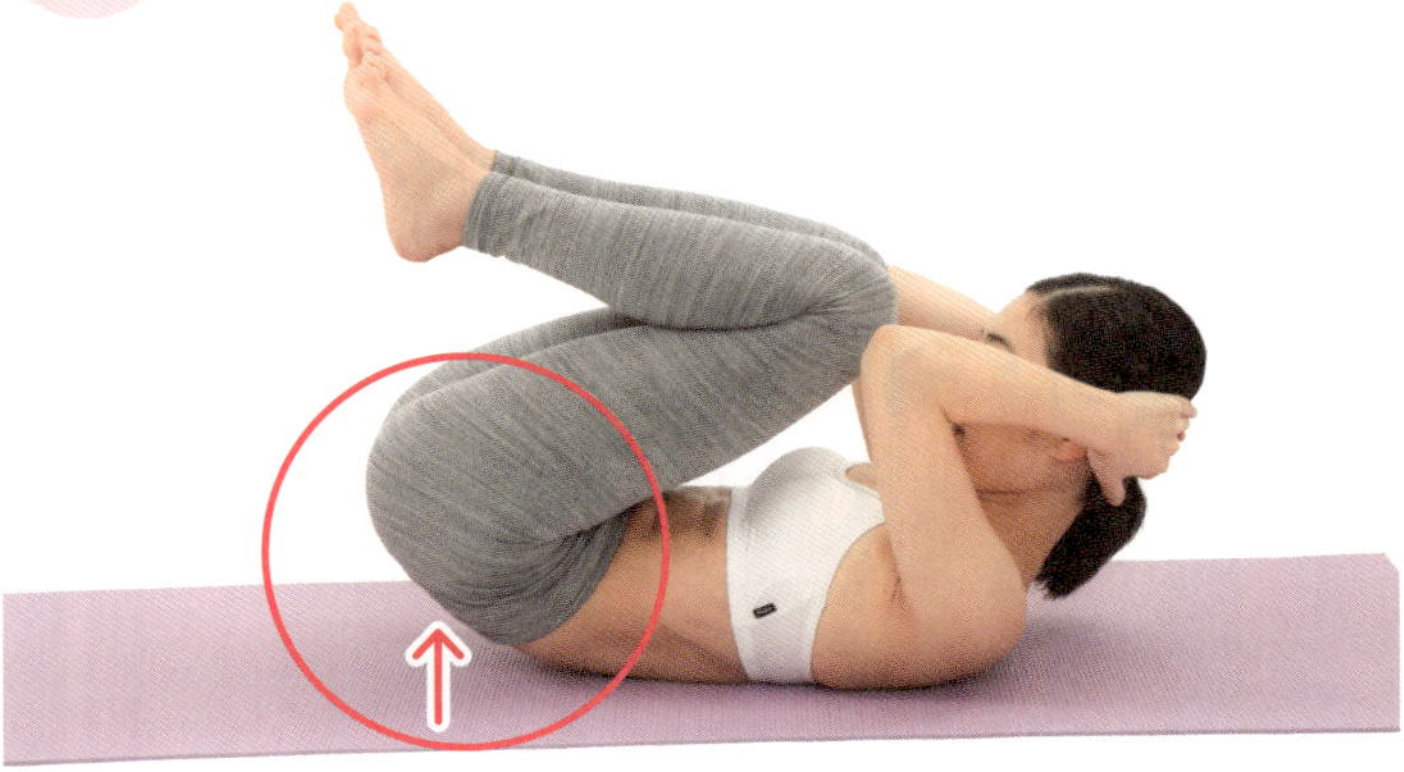

背筋の力だけで行うことを強く意識する

腹筋ではなく「背筋」に力を込めて、お尻を数センチほど浮かせる。キープできる人は10秒キープ。難しい人は、まずは反動を使いながら、Step2とStep3を繰り返す。NGなのは「上半身の反動を使うこと」と「足を上半身のほうに引き寄せること」。これでは、ただの腹筋運動になってしまう。あくまで「背筋」のみを使う意識で行おう。

お尻上げエクササイズ　ポイント解説

今までにない新しい「背筋トレーニング」に挑戦

5つ目の最後のメニューです。

このエクササイズの目的は「腰痛を未然に防ぐための体」をつくること。なかでも、**背中と腰まわりのアウターマッスル**をしっかり強化しておくことが目的です。

「お尻上げエクササイズ」では、**絶対に押さえて欲しいポイントが、ひとつだけあります**。それは「**できるだけ背筋を使うように意識しながら、お尻を浮かせる**」という点です。

頭や上半身の反動を使ったり、足を上半身に引き寄せようとしたりするのはNG。それではただの腹筋トレーニングで終わってしまいます。あくまで、背筋を使うことを意識して行いましょう。

最初のうちは、下半身に反動をつけて行っても構いません。また、なかなかお尻が上がらなければ、ひざを伸ばした状態にすれば、お尻を浮かせやすくなるはずです。実際には腹筋も使いますが、とにかく「背筋の力でお尻を上げる」意識で行うこと。はじめは反動をつけて10回ほど、慣れてきたら反動をつけずにお尻を浮かせて10秒キープを目安にして、日々続けてみてください。

このエクササイズを継続すると、背筋や腰まわりの筋肉が驚くほど鍛えられることになり、**腰痛を防ぐ力がぐっと高まるはず**。これらのアウターマッスルは、腰を守るコルセットのような役割をしているため、日々のエクササイズがコルセットのガード力を増強して、腰痛を防ぐことへ直結するわけですね。

ただ、目下、**現在進行形で腰痛に煩《わずら》わされている方**は、無理に背筋を使ってお尻を上げようとすると、かえって腰の状態を悪化させてしまう可能性もあります。**該当する方は、このエクササイズは控えるようにしてください**。

腰まわりのアウターマッスルは、痛みがないときに鍛えるのが鉄則なのです。ぜひみなさんも、「腰痛の心配のない状態」でコルセットを強化し、腰痛ガード力を引き上げていくようにしましょう。

1日3分、好きなメニューで背中スッキリ

みなさんいかがでしょう。〝これなら、自分も背中をリセットできそうだ〟という感触がつかめたでしょうか。

①Wストレッチと**②壁ドン・ストレッチ**は、いつどこでも、好きなときに行ってください。**③ハイハイ・エクササイズ** **④背中スクワット** **⑤お尻上げエクササイズ**は、5分から10分程度の時間を設けて、朝食前、寝る前などの決まった時間にまとめて行うといいのではないでしょうか。忙しくて「5分、10分の時間もとれない」という方も大勢いらっしゃることでしょう。そんな人は、お気に入りメニューをひとつだけ決めて、1日3分でもいいのでやってみましょう。

とにかく、いちばん大切なのは継続をすること。2週間ほど続けると少しずつ「背中が軽くなった」「体がラクに動く」といった変化が感じられるはずです。そして、さらに背中の機能が回復するにつれ、「腰痛がラクになった」「疲れなくなった」「姿勢がよくなった」などのうれしい効果が現れてくることでしょう。

Part 3

背中を使えば「疲れない体」が手に入る！

「背中のコツ」でギックリ腰も怖くない！

背中がリセットされてよみがえってきても、その素晴らしい機能を実際の生活の中で使いこなすことができなければ、〝宝の持ち腐れ〟になってしまいます。何事もそうだと思いますが、手に入れたものを十分に使いこなすには、「使い方のコツ」をつかむことが必要です。

ですから、このパート3では、「背中を操作する・うまく使うコツ」について述べていくことにしましょう。

なかでも、みなさんに知っていただきたいのは、次の3つです。

●背中で歩く――疲れない歩き方は、腰痛予防にもつながります。
●背中で座る――長時間座っていても疲れず、腰が痛くないコツを覚えましょう。
●背中で立つ――きれいな立ち姿勢は、腰痛を防ぎ、周りの視線を引きつけます。

それぞれのコツについては、これから順にご説明していきます。

なお、こうした「背中を正しく使った身体動作」が身につくと、腰痛のリスクをぐっと減らすことにつながります。経験者はお分かりだと思いますが、腰の「ぎっくり」は何気なく腰を曲げたときやひねったときに起こりやすいもの。

でも、背中を正しく使えていると、動作時の腰の負担を避けることができ、**「ぎっくりのリスク」を大幅に減らすことが可能なのです**。

世間には、ぎっくり腰を何度も繰り返す人が少なくありません。そういう人にとって、これら「３つのコツ」は必携マニュアルとなること間違いナシです。

「3ミリの意識」があなたを腰痛から救う

「３つのコツ」の前に、ひとつだけ大切なことをお話します。

猫背や悪い姿勢になりがちなわたしたち日本人が、西洋人のような理想を手に入れるにはどうしたらいいのでしょうか。

じつは、普段から「体に力を入れるべきポイント」を心がけていれば、究極の姿勢バランスに近づくことが可能なのです。その心がけが「**3ミリの意識づけ**」です。みなさん、次のことを試してみてください。

①頭を、（やや斜め後ろの）上へ3ミリ引っ張り上げる

⬇ 自然にあごを引いて、首すじが伸びます。

②肩甲骨を3ミリ、まんなかへ引き寄せる

⬇ 自然に両肩が後ろにシフトされるようになります。

③お腹を3ミリ引っ込ませる

⬇ お腹に力が入ると、自然に背中がまっすぐになります。

④お尻の穴を3ミリすぼめる

⬇ お腹や背筋、足の筋肉に力が入り、自然に下半身が安定します。

3ミリの意識づけ

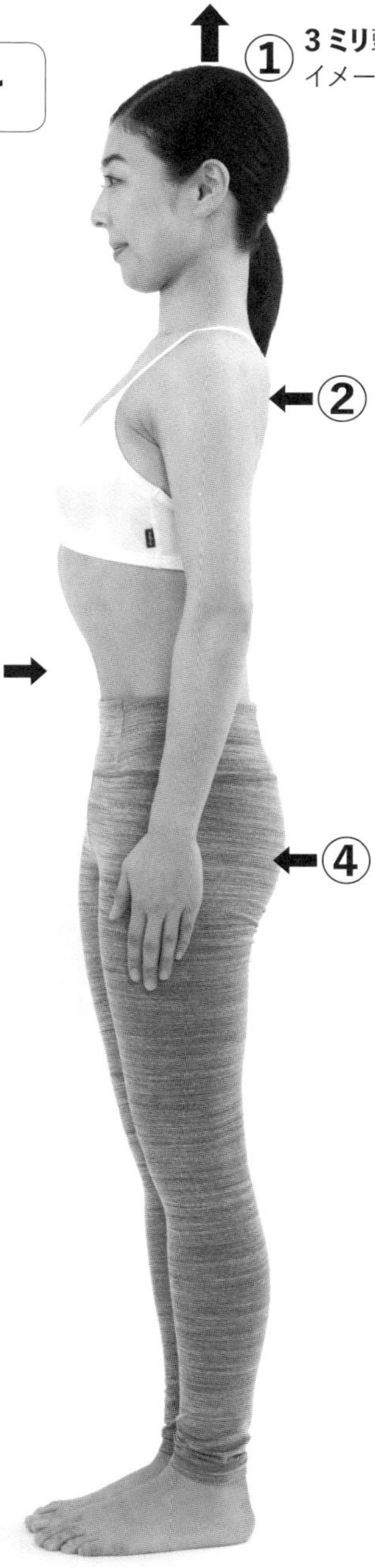
①3ミリ頭上に引っ張られるイメージをもつ
②肩甲骨を3ミリ寄せる（軽く胸を張る）
③お腹が3ミリ引っ込むように力を入れる
④お尻に力を入れて3ミリ穴をすぼめる

いかがでしょう。このように、立つ際に「3ミリ」を意識すると、体の力を入れるべきところにちゃんと力が入り、**より自然なかたちでまっすぐの姿勢をとれるようになるのです**。

「3ミリ」というのはあくまで意識づけのための目安なので、測ったように3ミリ動かす、というわけではありません。でも、こうして「3ミリ」を意識しているだけで、要所要所のポイントが押さえられ、きれいにまっすぐ立てるようになっていくものなのです。

最初は窮屈に感じるかもしれません。けれど、それは悪い姿勢がクセになっているだけと考えましょう。きっと慣れるうちに、いかなるときもまっすぐで背中のきれいな姿勢を維持できるようになっていきます。

「3ミリの意識」がいかに大切か、先に種明かしをしてしまいましょう。

背中で歩く　↓　**Aウォーク**

背中で座る　↓　**Lで座る**

背中で立つ　↓　**Iで立つ**

以上が、これからご紹介していく背中を操作する3つのコツですが、じつは、これら3つの基本的な考えもすべて「3ミリの意識」から派生しているのです。

私は、背中をまっすぐにリセットすることは、心と体をちゃんと動かすためのスイッチのようなものだと考えています。背中のスイッチをONにしていれば、わたしたちは心と体をスムーズに動かし、日常動作を美しく安定させて、**自分の生活や仕事のパフォーマンスをハイレベルに引き上げていくことができます**。もちろん、ぎっくり腰をはじめとする腰痛全般を予防していく効果があるのは言うまでもありません。

背中のスイッチをONにしているのとOFFにしっぱなしなのとでは、ゆくゆくとてつもなく大きな差がついていきます。

そしてそのスイッチをONにする仕掛けこそが、この「3ミリ」というわけです。

とにかく、この「3ミリの意識」こそが、理想の姿勢をつくるための、唯一無二のルール。立ち姿勢で足腰が疲れやすい人なども、ぜひ心がけてみてください。

背中で歩く

腰、ひざが痛くない！　足が勝手に前に出る！

Ａ《エー》ウォーク

生徒さんに教えている理想の歩き方を、私は「**Ａ《エー》ウォーク**」と名づけています。

頭と背中をまっすぐ伸ばし、ひざを伸ばしながら歩を進めると、真横から見たときにアルファベットの「Ａ」のようなフォームになりますよね。

Ａウォークがうまくできると、いま悩んでいる腰痛は劇的にラクになりますし、これからの予防にもつながります。

実際に、腰痛で**「たった５歩」も歩けない状態だった**生徒さんは、Ａウォークを覚えたことでスイスイ歩きはじめ、「ウソでしょ！」と、ご本人がいちばん驚いていました。長い苦しみから解放された反動なのか、半年経った頃には走ることが楽しくて仕方なくなり、その生徒さんはランニングに夢中になっています。

A《エー》ウォーク

〈歩き方のポイント・コツ〉

▼ **歩幅はかならず狭くする。30〜40センチほど**

▼ **前に出した足のひざ裏は曲げない。まっすぐをキープ**

▼ **あごを引き、「頭上に3ミリ」引っ張られる意識で歩く**

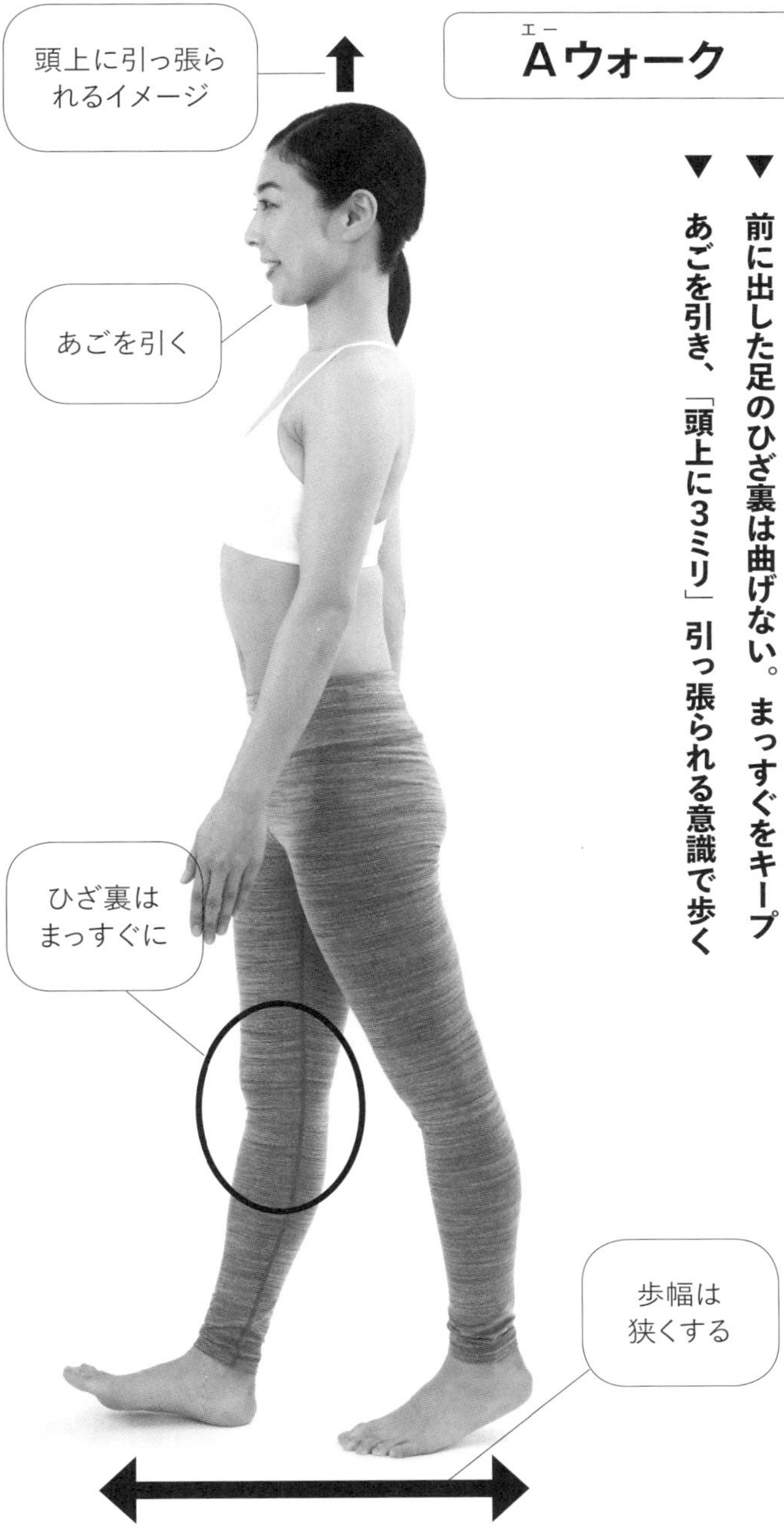

とにかく、**腰痛持ちや腰痛が不安な人が注意すべきは「常に歩幅を狭く」して歩くこと**（腰が痛いときに大股で歩くのは、激痛が走るのでそもそも無理でしょう）。必要以上に大股になると日本人特有の「前傾姿勢」になってしまうので、私は歩幅は狭くと指導しています。腰が丸まったり、反対にそり過ぎたりして、結果的に、S字カーブのクッション（防御システム）がうまく働かず、腰に負担をかけ続けるのを避けましょう。

また、前に出した足の「**ひざ裏をまっすぐにキープ**」するのも鉄則。ひざ痛で困っている人は、これだけでもかなり痛みが楽になるはずです。

そして、それらを簡単に実現するためのコツが、「頭上に3ミリ引っ張られる」気持ちで歩くこと。この意識づけがあれば、頭から背中、腰にかけてが串刺しにされたようにまっすぐになります。すると、**自動的に一歩一歩の歩幅が小さめになるのです。**ついでにひざ裏もまっすぐになり、何よりも美しい歩き姿が手に入ります。

ですから、じつは「歩幅は狭く……30〜40センチ……ひざ裏はまっすぐに……」なんて考えながら歩かなくても大丈夫。「頭上3ミリ」の意識だけで、結果的にそれらはすべてクリアしてしまいますから。

私は、このAウォークの歩き方が人間にとって**もっともラクで疲れない歩き方**であり、**もっとも腰痛に効果的な歩き方**だと考えています。また、何時間歩いても、それほど疲れることなくきれいに歩けるはずです。

みなさんは、テレビのドキュメンタリー番組などで、アフリカの農村の女性たちが**頭の上に水瓶を載せて運ぶ姿**を目にしたことはありませんか？　じつは、あれこそがAウォークの理想形なのです。

水が荷物ですから、かなりの重量があることでしょう。そんな重いものを頭の上に載せながら、彼女たちは、きつそうな顔も見せず、生活労働に励んでいます。あれは荷物の重み、頭の重みをうまく地面に落としているからこそできる**究極の「背中で歩**

く姿勢」といえます。つまり、S字カーブをうまくつかうことで、体の負担を最小限にしているわけですね（46ページ）。

こうした姿勢バランスは、まさに人間工学的に見ても、理に適った理想的な歩き方だと言っていいでしょう。あの再現をするのであれば、自分の背中に「大きな壁がはりついている」ような気持ちで歩くといいでしょう。

じつは、**私が腰痛になっていた時に最もつらい動作が「歩行」でした**。少しでも大股で歩いたり、手を振ったりすると激痛が走ったのです。そして、腰痛を緩和するために研究した結果「Aウォーク」に辿りついたわけです。

この歩き方はひざ、腰、肩とすべての痛みを緩和させ、最も体をスムーズに動かしてくれたのです。さらに「太らない体」まで手に入れることができ、周りからも歩き姿勢を褒《ほ》められるようになるとは想像もしていませんでした。私にとって**この発見は最大のギフト**だったのです。

「**体のたわみを消し去ること**」

これがAウォークの真髄です。

たわみを消す、というのは、背骨を骨格模型の状態に保ちながら歩く無駄のない歩き方であり、「人間が本来あるべき歩き姿勢」に最も近づいた歩き方です。

先述した「たった5歩」も歩けなかった方のほかにも、70代の女性からは「**歩いてもひざが痛くない！**」と喜ばれましたし、30代営業職の男性からは「**靴底の減りが均等になって、足が疲れなくなった**」とも言われました。

皆さん、ぜひこの背中を生かしたAウォークを試してみてください。腰まわりの不安が、グーッとラクになりますよ。

背中で座る

美しい骨盤と腰が手に入る！

L《エル》で座る

「腰まわりがモヤモヤして、なんだか重たいなあ……」

腰痛経験者なら、よくご存じでしょう。長く座っていると現れる、言葉にできないあの腰のモヤモヤ感を。デスクワークなどが多い人には、四六時中ついてくる腰の天敵です。

もし、あのイヤな感じを**一気にスッキリさせる座り方**があるとしたら、実践してみたくなりませんか？　それこそが、生徒さんたちに教えている「**L《エル》で座る**」です。この座り方をしていると、真横から見たときにアルファベットの「L」のように見えます。つまり「頭からお尻が垂直」「お尻からひざが水平」になるのです。

また、「Lで座る」は、**もっとも美しい座位姿勢でもあります**。みなさんもフォーマルな席や改まった席だけでなく、周囲の目線が気になるときや、きれいに座りたいときには、頭の中でこの「L字ライン」を意識して座りましょう。

いま、「なんだ、普通のことじゃないか」と思った人もいらっしゃるかもしれません。では、あなたがいま、きれいに座れているかチェックしてみましょう。椅子やソファーに座った状態で、本を落とさないように両ひざでしっかり挟んでみてください。

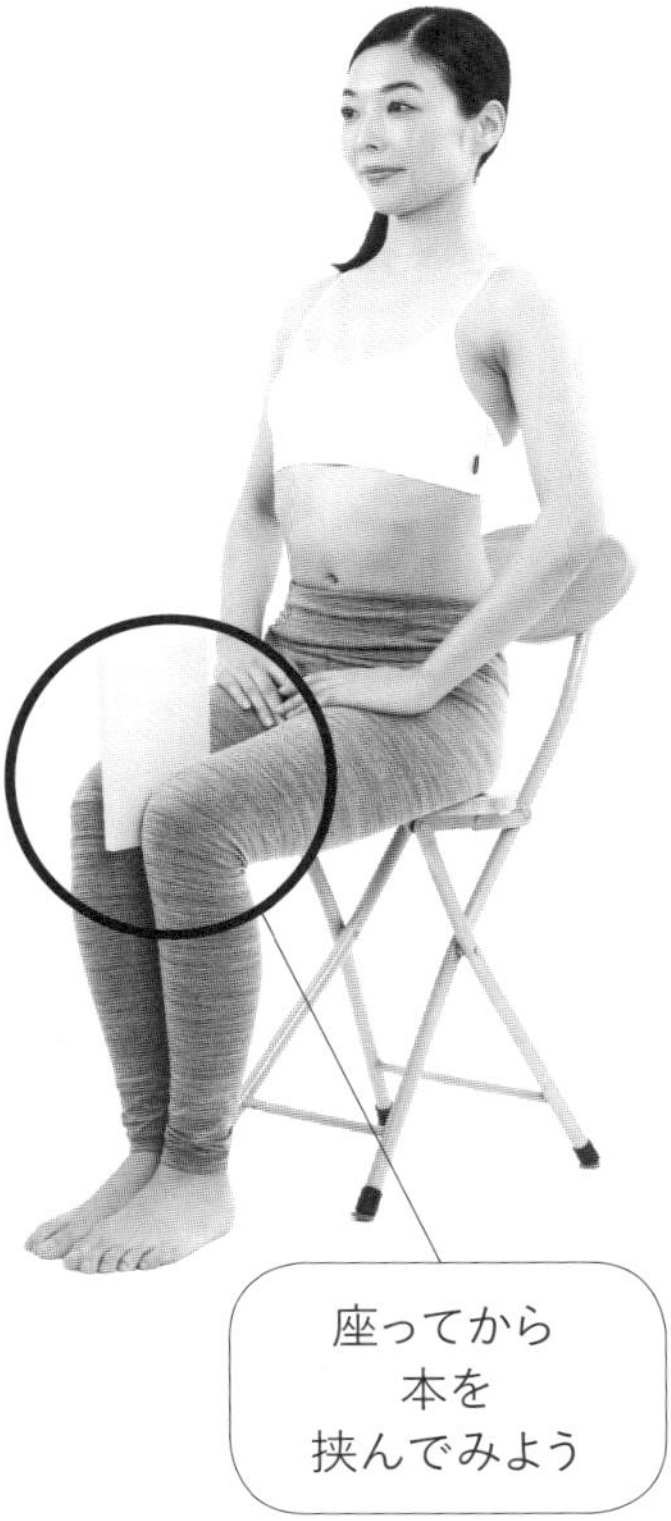

内ももの筋肉がプルプルして、挟み続けるのがしんどいのではないでしょうか。「なんとか挟めている」というレベルであれば、改善の余地がある座り方といえます。

では今度は、立った状態で最初から両ひざに本を挟んでみてください。そして、挟んだ本を落とさないように、ゆっくりと座ってみましょう。このとき、かならず**お尻を真後ろに突き出す**ようにしながら、座ってください。

いかがでしょう。さきほどよりも力を入れずに、楽々と本を挟めるはずです。

そのまま、本を除いてみましょう。以前よりラクに座れている感じ、きれいに座れている感じがしませんか？　そういう感覚が得られるなら、**骨盤をしっかりと立てて座れている証拠**。骨盤が立つことで、上体の重みがストレートに座骨《ざこつ》へと抜ける。それができているので、腰に無駄な負担をかけず、きれいに座れているのです。

種明かしをすると、「Lで座る」というのは、「**骨盤を立たせた状態で座る**」というテクニックなのです。「骨盤を立たせて座る」と、**自然と背中がまっすぐに伸び、その状態を楽々キープできるのです**。

座り方で変わる骨盤の状態

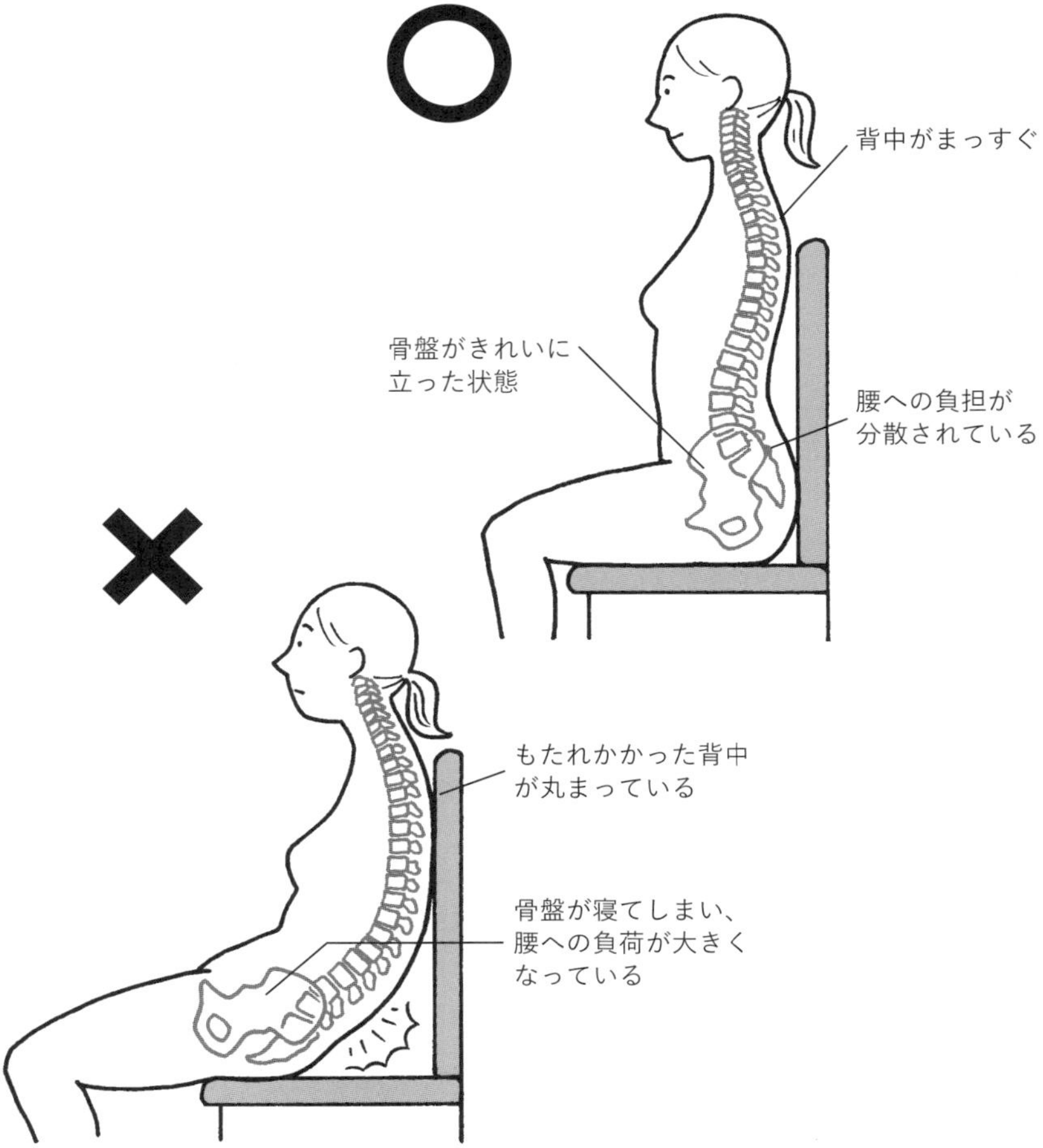

足を組む人は腰痛予備軍!?

では、「Lで座る」には、どんなコツをつかめばいいのか。まずはやり方からご紹介します。

〈座り方のポイント・コツ〉

▼ **立っているときは、本を挟むように、両ひざ、内ももをぴったりそろえる**

▼ **ボールやリンゴを腰に乗せるイメージで、お尻を突き出しながら座る**

▼ **あごを引き、「頭上に3ミリ引っ張られる」意識で、背中をまっすぐに**

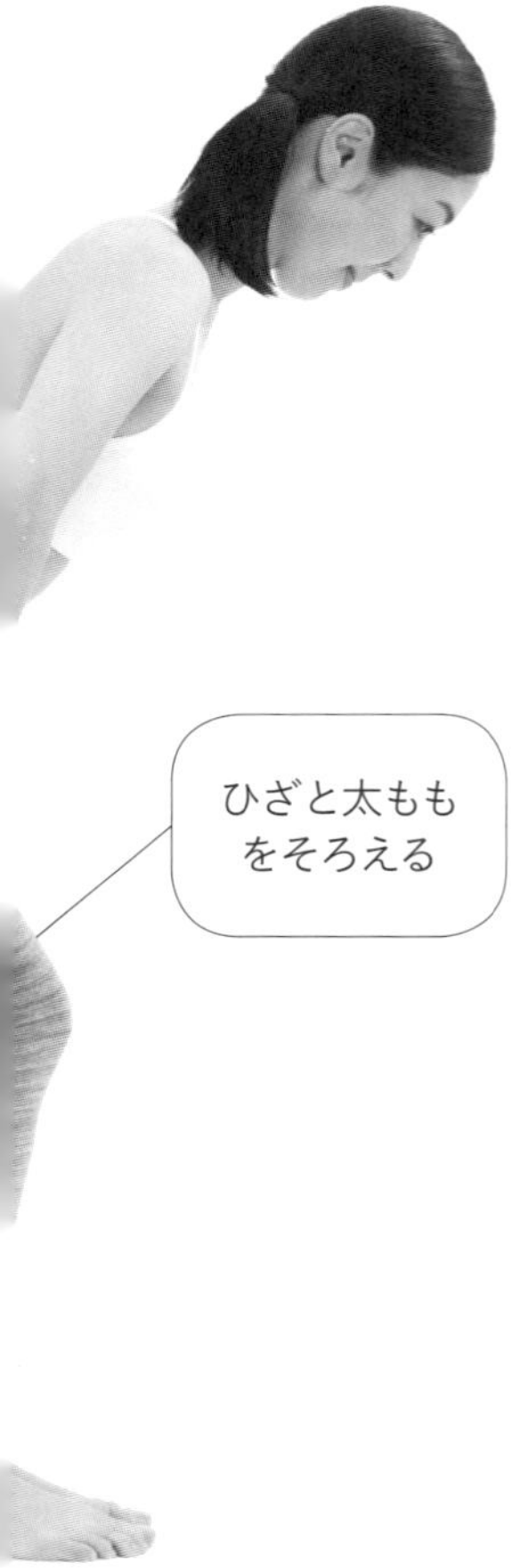

L《エル》で座る

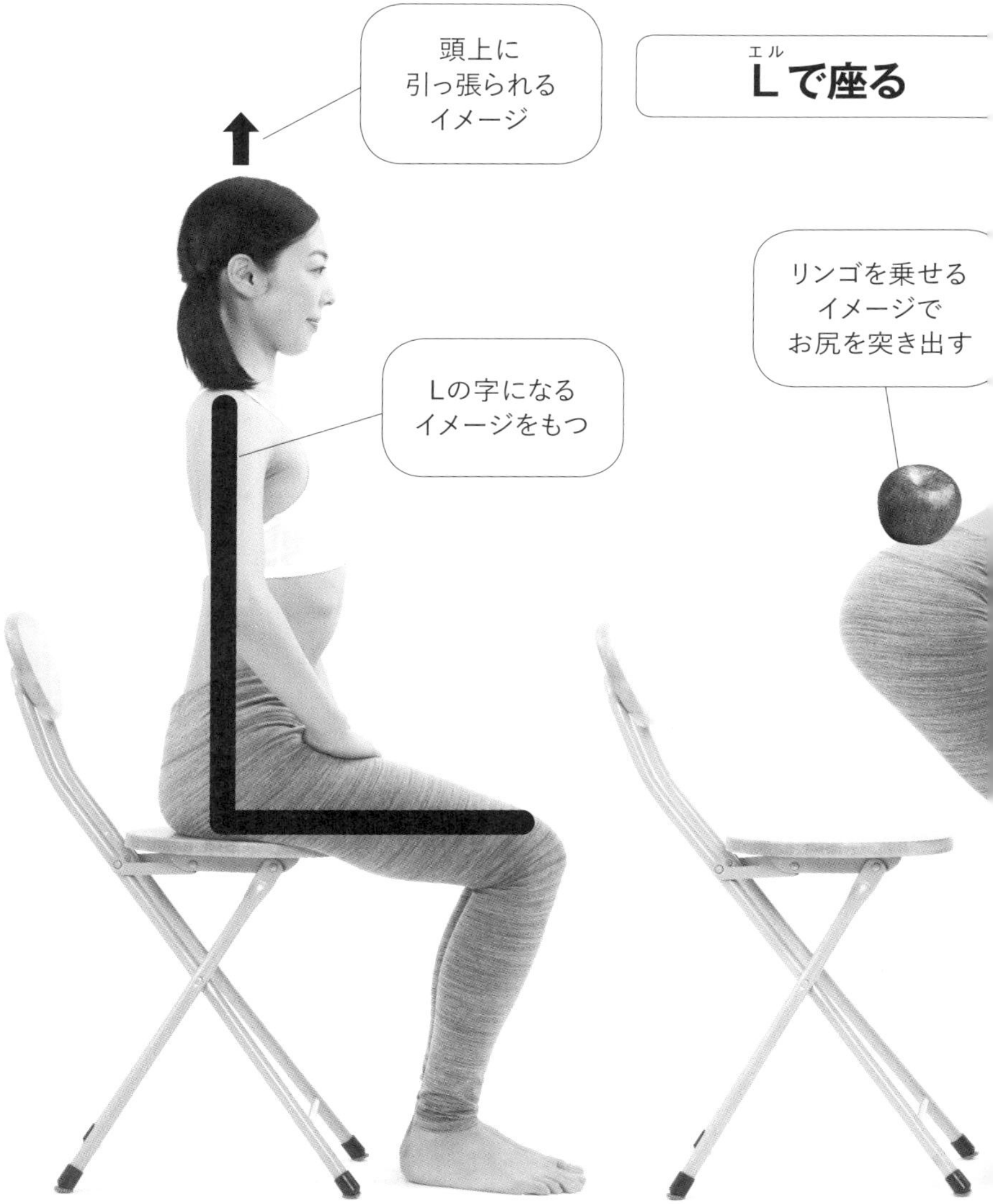

さてここからは〝背中で座る〟コツを少し詳しくご説明します。時間がない人は、122ページの「I《アイ》で立つ」まで、ハウツーの部分以外はサッと読み飛ばしてもらっても構いません。

まず、骨盤を立たせてきれいに座るための**カギを握っているのは「座骨《ざこつ》」**です。座骨はW型をしている骨盤のいちばん下の突端の骨。その名の通り「座るための骨」といえます。

イスなどに座る際には、この座骨の硬い部分をイスの座面に当てて、腰を下ろすのが理想。そうやって座骨を正しく使えれば、**骨盤が自動的に立ってきれいに座れる仕組みになっているから**です。

ただ残念なことに個人差があるため、自分の座骨を見つけるのが難しい人もたくさんいらっしゃいます。もっと言えば、男性には骨盤の感覚がよくわからない人も多いもの。

ですから、座骨や骨盤の位置がわからなくても、正しく座れる方法として編み出し

骨盤の構造と座骨の位置

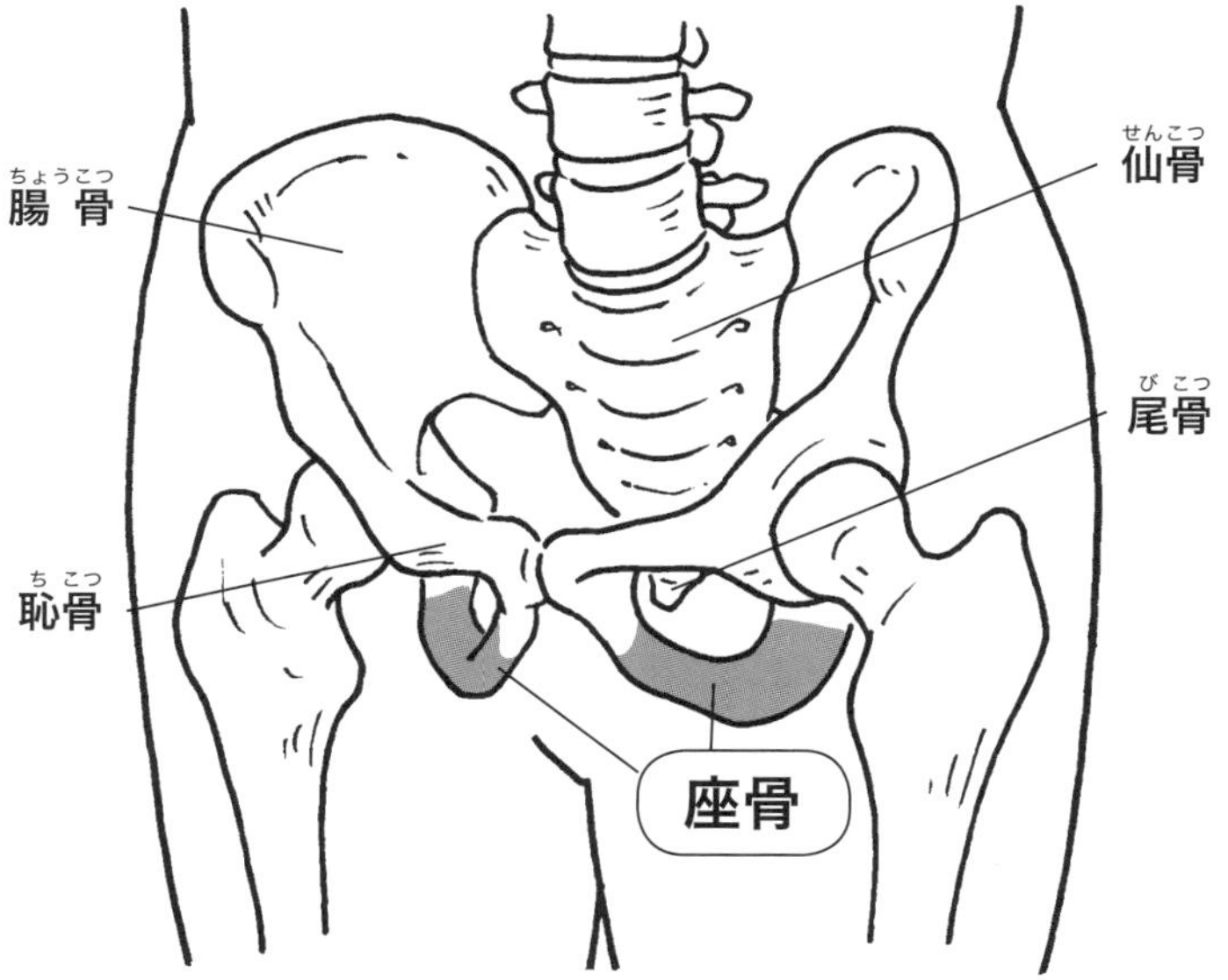

お尻の深部にある骨の一部。腸骨、恥骨、座骨をあわせて「寛骨《かんこつ》」と呼ぶ。そして、左右の寛骨、仙骨、尾骨をあわせて「骨盤」と呼ぶ

たのが、

リンゴやボールを腰に乗せるイメージで、お尻を突き出しながら座る

という方法なのです。もちろん〝腰の上にリンゴを乗せる〟というのはあくまで比喩です。本当にリンゴを乗せられるほど、お尻を反らしてはいけません。かえって腰が痛くなって、逆効果ですから。

さて、お尻をグーッと後ろに突き出しながら座ると、何が起こるのでしょうか。お察しの通り、**自動的に座骨がうまく座面に接して、骨盤も立つ**ようになります。

骨盤を立たせて座ると、**背中も自動的にまっすぐに伸びます**。ですから、最後の仕上げに「頭上に3ミリ引っ張られる」イメージをもてば、これでカンペキ。

背中のS字カーブのスイッチが「ON」になり、重力負担を最小限に逃がしてくれ

るわけですね。結果的に、**腰椎に負担をかけず、長い時間ラクに座ることができる**のです。しかも、見た目もとても美しい座り姿勢が手に入れられるのです。

ついでにその場でWストレッチ（62ページ）をしてみましょう。それによって、おそらくきちんとした姿勢がつくられるはずです。

ちなみに、やってはいけないことの代表例が、「腰を丸めながら座る」こと（写真下）。

この座り方は、腰まわりを痛める可能性があるので、必ず「リンゴを腰に乗せる」イメージをもって座るようにしてください。

さて皆さん、「Lで座る」ことはできましたか？

もし自分がうまくできているか自信がない

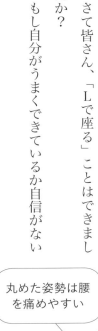

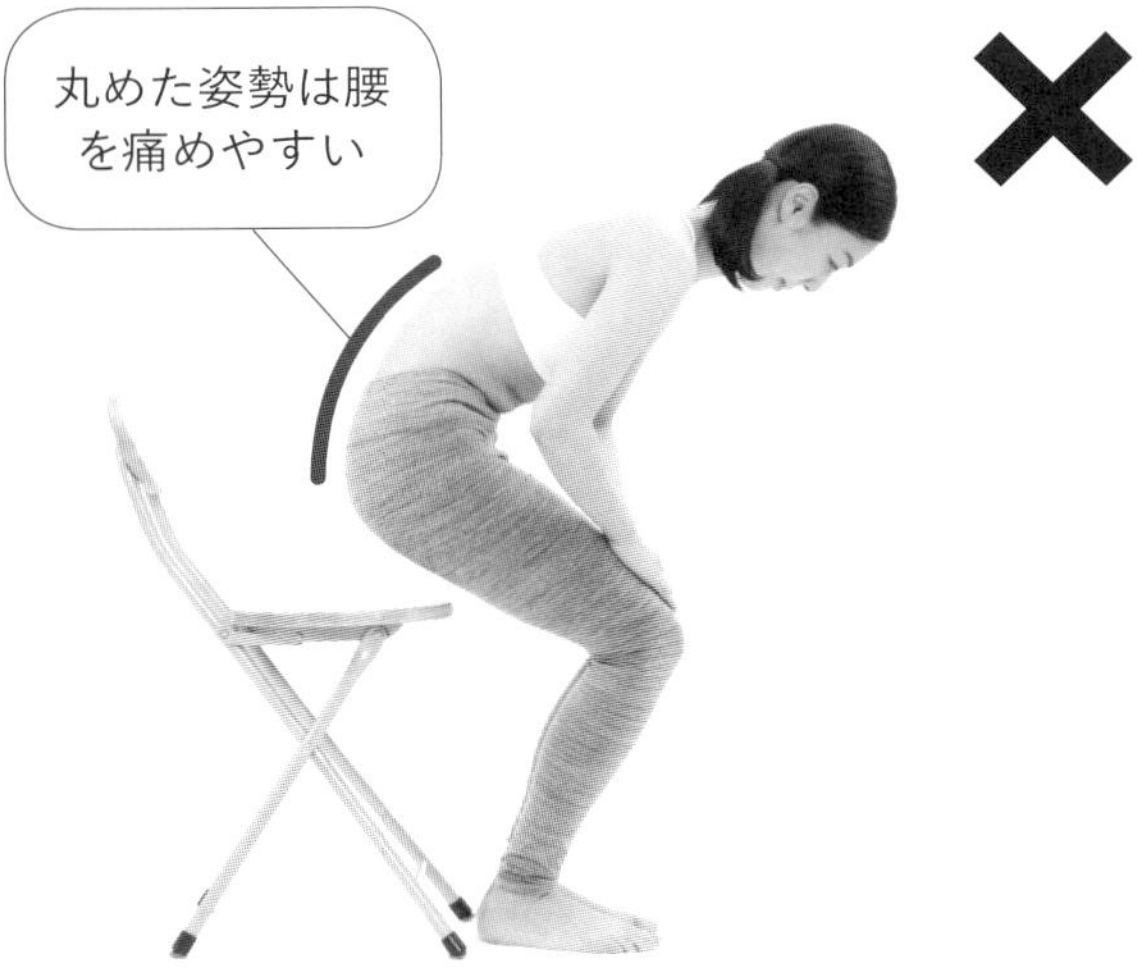

人は、「Lで座った」状態から、足を組もうとしてみてください。

Lで座っているときには、**足を組もうとしても組めないはず**。要するに、足が組めない人は、8割方、うまくいっています。

一方、腰を丸めた姿勢で座っている人は簡単に、足を組むことができてしまいます。

ですから逆に言えば、足を組めるうちは、骨盤が寝ているわけです。この座り方は**骨盤や背骨を歪ませ、S字カーブの防御システムが作動しない原因になる**ので、できるだけやらないように心がけましょう。

100円グッズ作戦でモヤモヤ感撃退！

腰痛持ちにとってツラいのは、なんと言っても長時間のデスクワークでしょう。ついつい姿勢が崩れて猫背がちになり、腰まわりにモヤモヤと重たい感覚がまとわりついてきます。

長時間のデスクワークでいちばんに気をつけたいのは、やはり姿勢の悪さ。**背中を**

丸めた「前のめり姿勢」や「猫背」が腰痛を助長しているのは明らかです。

けれど、デスクワークがイヤだからといって、職場は変えられない。そんなときに**役立つのが、100円ショップで手に入るタオルや布類、クッション**などです。

タオルを手に入れたら、次ページの写真のようにクルクルと巻きます。そして、腰まわりの背中のくぼみ部分にタオルを「縦方向《たて》」に入れて、イスに座りましょう。

こうすると、タオルが背骨のS字カーブをサポートしてくれるかたちになり、より長い時間疲れずに座っていられるのです。**大切なのはタオルを「縦」に入れること。**よく「横」に挟んでいる人を見かけますが、「縦」でないと骨盤が立たないため、効果が少ないのです。

手持ちのストールやマフラーがあれば、それでも構いません。あるいは、バスタオルやひざかけ、セーター、上着などを細長く丸めて代用するのもいいでしょう。

ちなみに私は、移動中はほとんど100%、これを行っています。いまは腰痛から解放された身ですが、「縦タオル」は腰痛予防にもバッチリ。やらない手はありません。

100円グッズで腰痛撃退

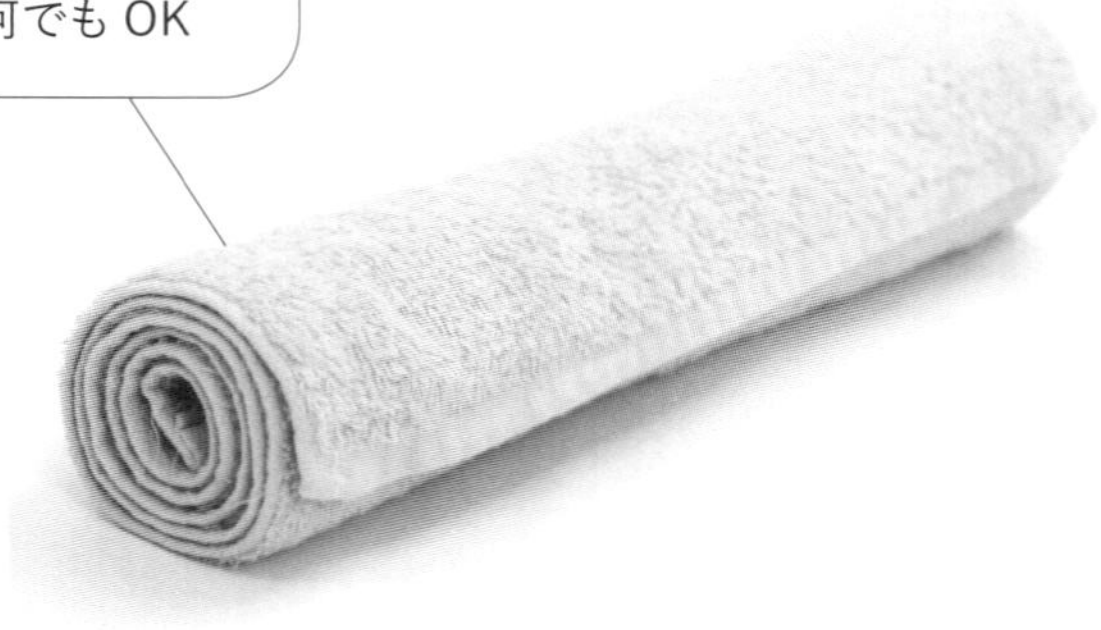

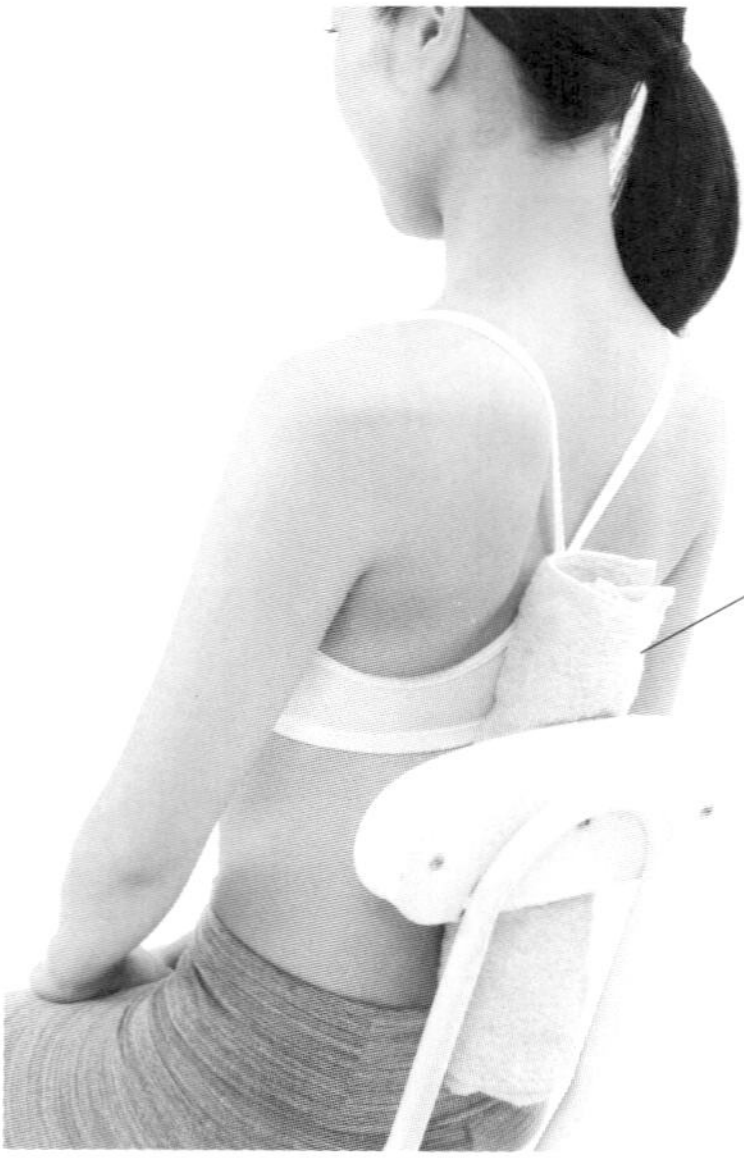

※実際には、背もたれが広いイスで挟みましょう

それと、パソコン作業に疲れてきたら、イスとお尻の間に**タオルを挟むこともおすすめします**。

細く丸めたタオル、細く丸めたひざかけ、あるいは小さめの座布団などでも構いません。イスの座面の奥のほうにこれらをセットして、そこにお尻の先端をちょこんと載せるような格好で腰かけるのです（写真下）。こうすると、お尻の端が高くなって、**より骨盤が立ちやすく、「Lで座る」を行いやすくなるわけです**。「どっしり座る」のではなく、「ちょこんと座る」のがポイントですね。

これらの「タオル作戦」は、次にお話する電車や飛行機の長距離移動での「移動疲れ」対策としてもたいへん有効です。

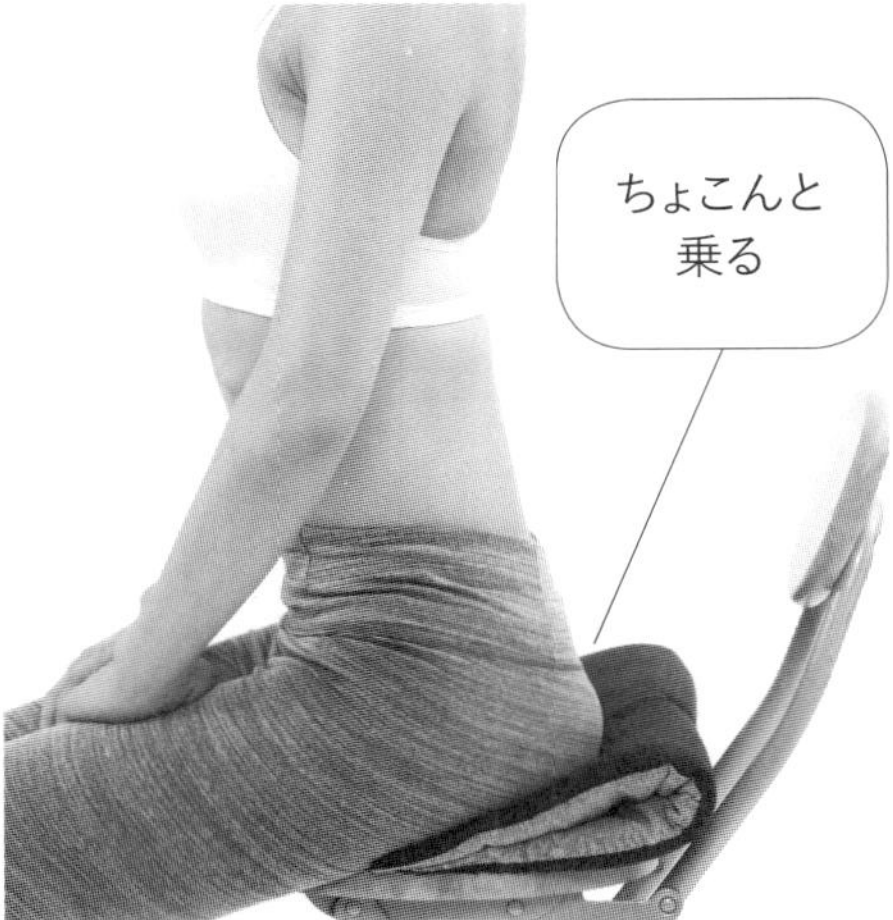

また、パソコンの画面が低い位置にあるとうつむきがちになって上体が前傾しやすいので、**パソコン台などを用いて画面を高く設定する**といいでしょう。

そして、腰痛対策としておすすめなのは、やはり**「硬めのイス」を選ぶこと**。それだけで、ずいぶんと腰がラクになる人も多いはずです。

電車でも美しく！ 移動で疲れないコツ

日中、電車に乗っていると、さまざまな座り方をしている人がいます。猫背になりながらスマホを覗き込んでいる人、足を組んで文庫本を読んでいる人、だらんと体をもたせかけて寝ている人……そんななか、たまにキレイに座っている人がいると、とても目を引くものです。

ではみなさんは、電車の座席の座り方にもコツがあるのをご存じでしょうか。

そのコツとは**「座席シートのカドの隙間に、お尻を差し込むようなつもりで深く座ること」**です。

座席シートには、垂直の背もたれと水平の座面とがあって、そのカドにすき間がありますよね。あの隙間にお尻の先端をギュッと差し込むようなつもりで、思い切り深く腰かけてください（下図）。そのまま上体を起こせば、背中のカーブに背もたれがフィットして、まっすぐきれいな姿勢をキープすることができるはずです。

この座り方のいいところは、**腰にやさしいこと**。

ガタゴトと揺れの大きい電車内は腰痛持ちにはつらいもの。かつては私自身も苦労しましたが、ガタンと揺れるごとに

シートの隙間にお尻を思いきり差し込んで座ると、腰への負担が軽くなる

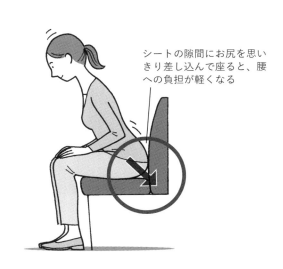

痛みが襲ってくる場合も少なくありません。

浅く座った状態で背もたれを使うとどうしても骨盤が斜めに寝てしまいがちですが、この座り姿勢をとっていれば大丈夫。たとえ揺れても、**揺れの衝撃負担をうまく逃がすことができる**わけですね。

リクライニングシートを倒す場合も、同じようにお尻を隙間に差し込み、丸めたタオルをタテに挟めば安心です。

美しい骨盤の形は「正座」にあり

腰痛で苦しんでいた頃、私は痛くない座り方を必死で探しました。その結果、いちばん痛くない座り方は「**正座**」だったのです。

激痛だったからこそ、当時は腰に少しでも負担がかからないような動作を選んでいたのですが、「所作がきれいになった」と予想外の言葉をもらったこともあります。

つまり、**腰に負担がかからない動作というのは、無駄がなく、美しく見えるものなの**

です。正座は、その筆頭だということなのでしょう。

ポイントは、お尻の肉を持ち上げて**座骨を探し、そこに足のかかとを引っかけて座ること**。そうすると、足のしびれも少なく、長時間座っていられるはずです。ただ先述のとおり、座骨を見つけられない人も多いので、次の手順を行いましょう。

Step1 お尻を後ろへと突き出す
Step2 お尻の肉を両手で持ち上げる
Step3 持ち上げたお尻を、かかとよりも後ろに引っかける

また、骨盤を立てて背中をまっすぐにできるなら、あぐらで座ってもいいでしょう。小さめのクッションや座布団などを当てて、お尻の端だけちょこんと載せるようにして座るのもおすすめです。骨盤が立ちやすく、背中も伸ばしやすくなります。

一方、**避けていただきたいのは、「体育座り」「横座り（女の子座り）」「あひる座り」**などです。体育座りは仙骨が歪む原因となり、腰痛を誘発するともいわれています。

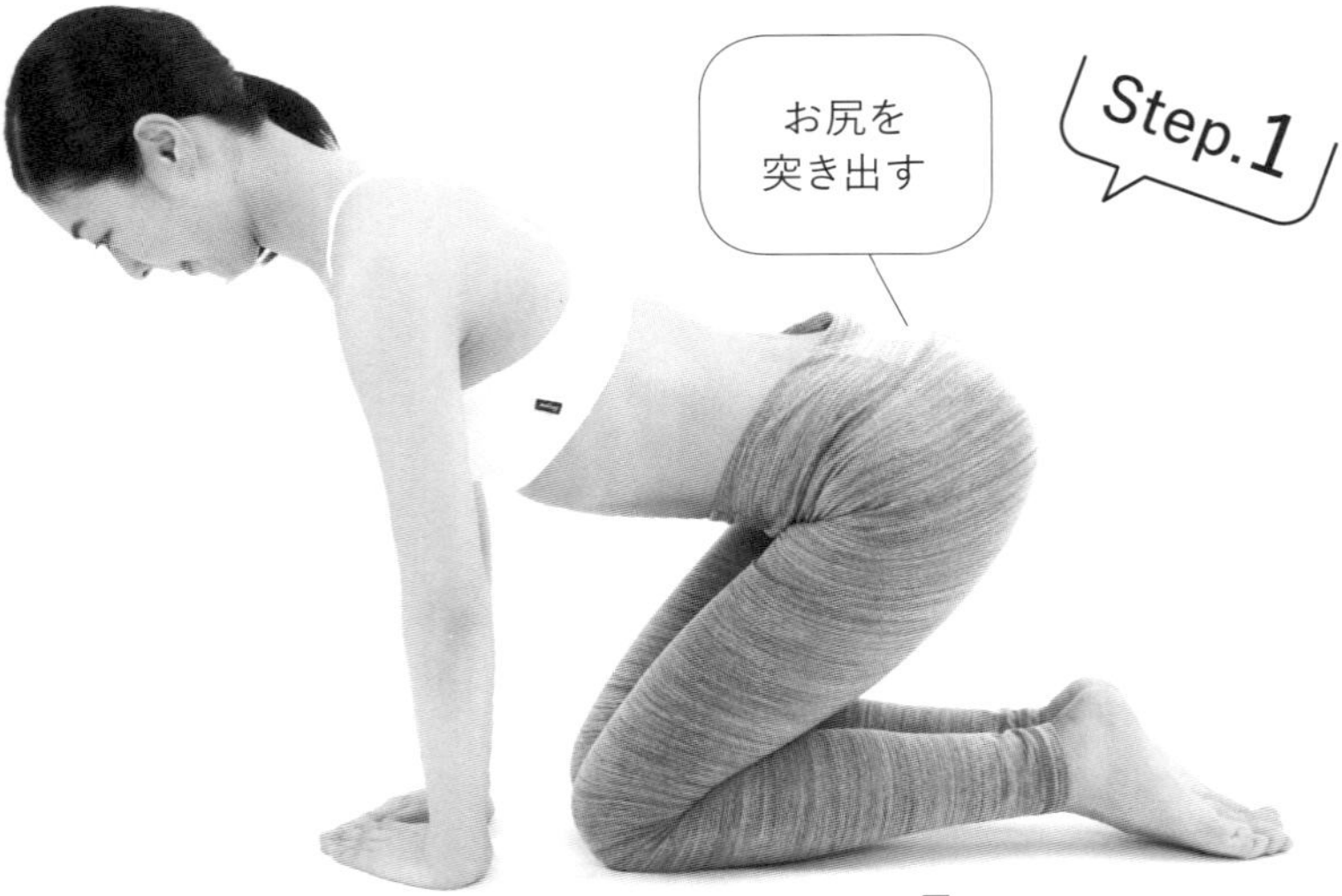
Step.1
お尻を
突き出す

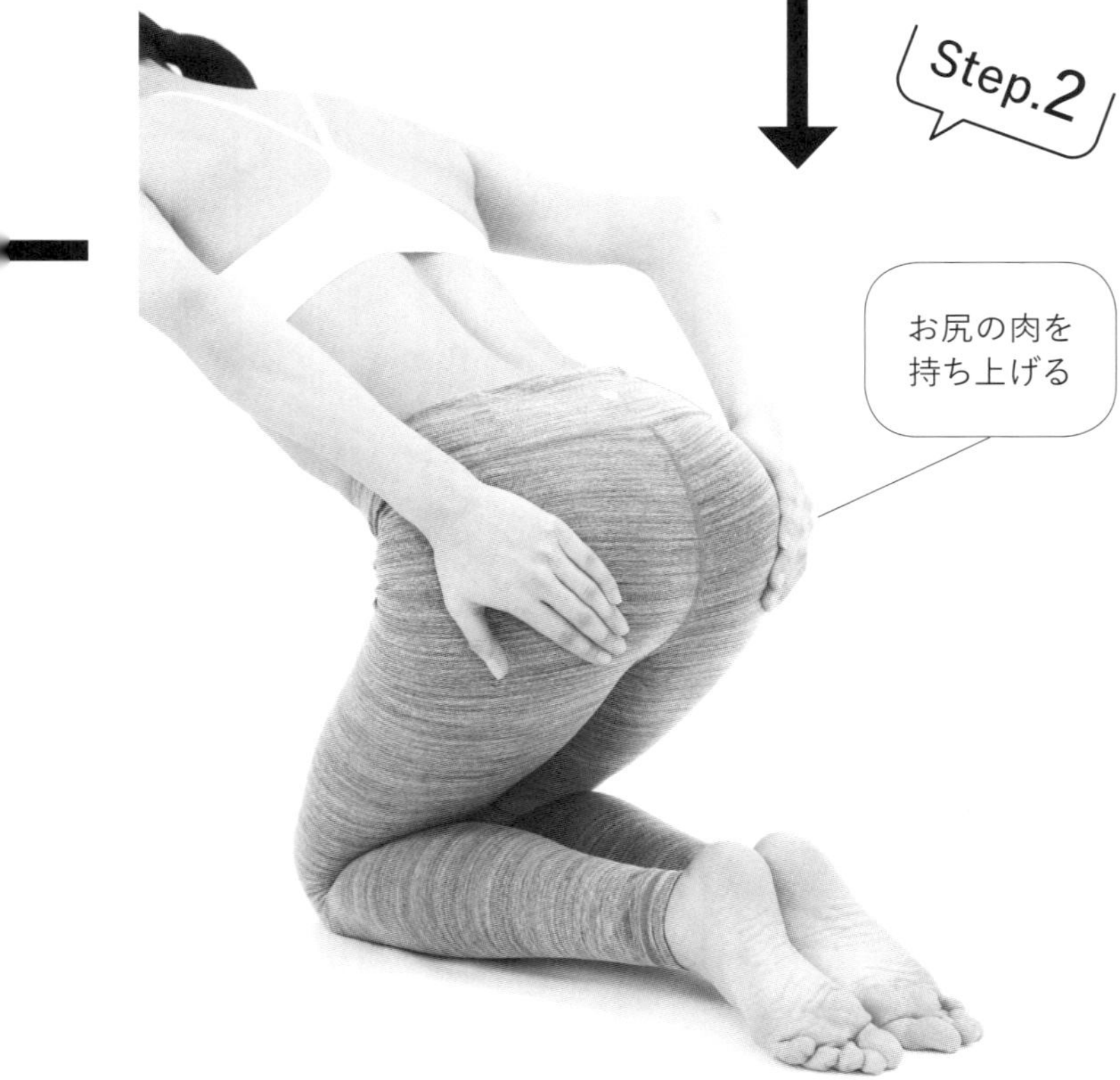
Step.2
お尻の肉を
持ち上げる

美しく楽な「正座」の手順

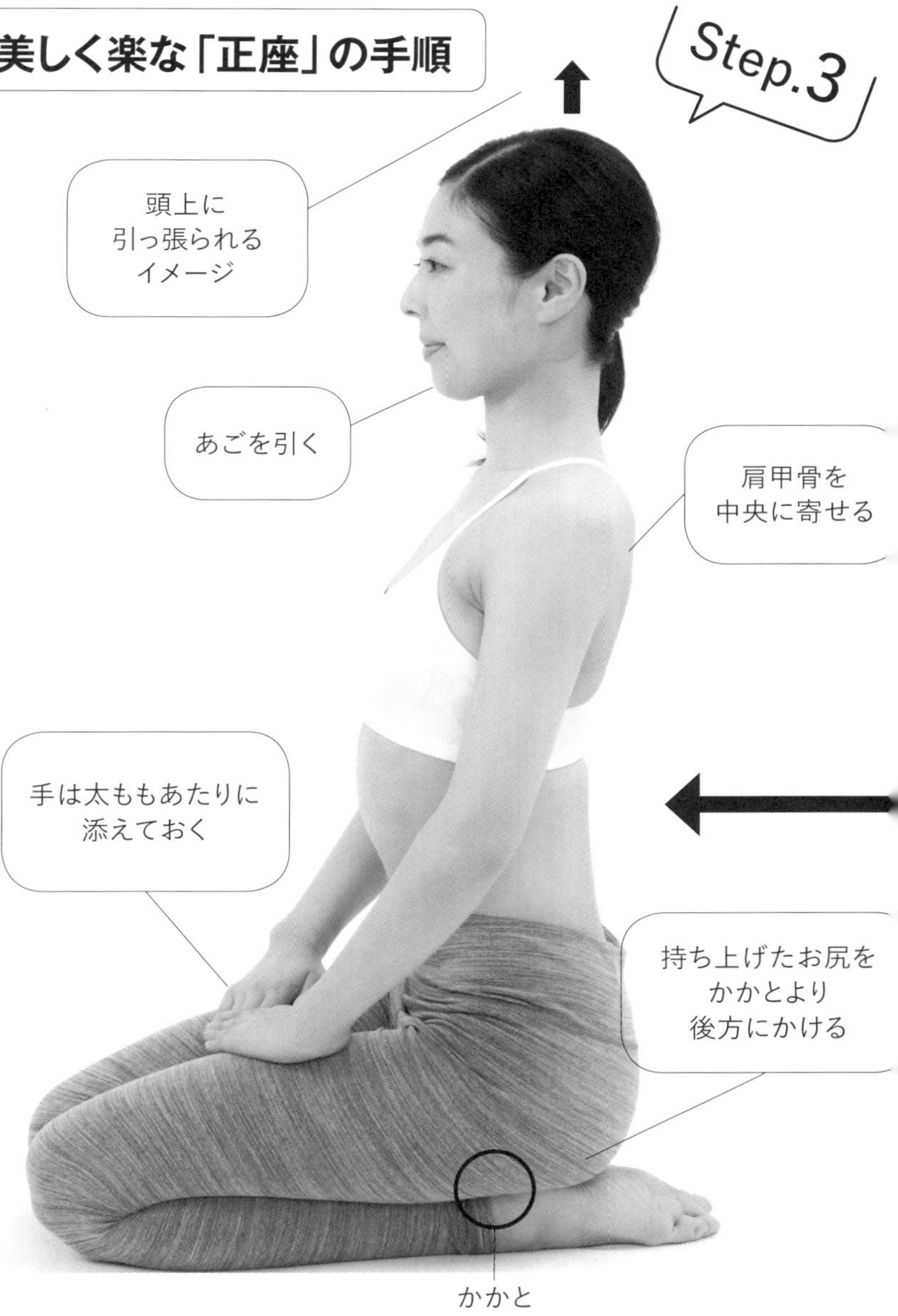
Step.3
頭上に
引っ張られる
イメージ
あごを引く
肩甲骨を
中央に寄せる
手は太ももあたりに
添えておく
持ち上げたお尻を
かかとより
後方にかける
かかと

背中で
立つ

美しい立ち姿は、不思議なほど疲れない！

I《アイ》で立つ

信号やエレベーター、電車などを待っている姿。

キッチンやリビングで働いている姿。

スーパーやコンビニのレジに並んでいる姿。

そんな油断している時に限って、思っている以上に周囲からチラチラと見られているものです。

それらの立ち姿勢は、背中を使えているかどうかで大きく変わってきます。背中を使って立つためにもっとも重要なのは、アルファベットの「I《アイ》」のように体をまっすぐにして立つ意識を持つことです。先にも述べたように、わたしたちの頭はたいへん重いので、その頭の重みをストレートに地面に落とすわけです。

そのためには、普段からあごを引いて、頭を「背骨」の真上にまっすぐ載せること。
腰痛で困っている人が、その楽さ加減によく驚かれます。

〈立ち方のポイント・コツ〉
▼ **あごを引く**
▼ **①〜④の「3ミリの意識」をもつ**（91ページ参照）

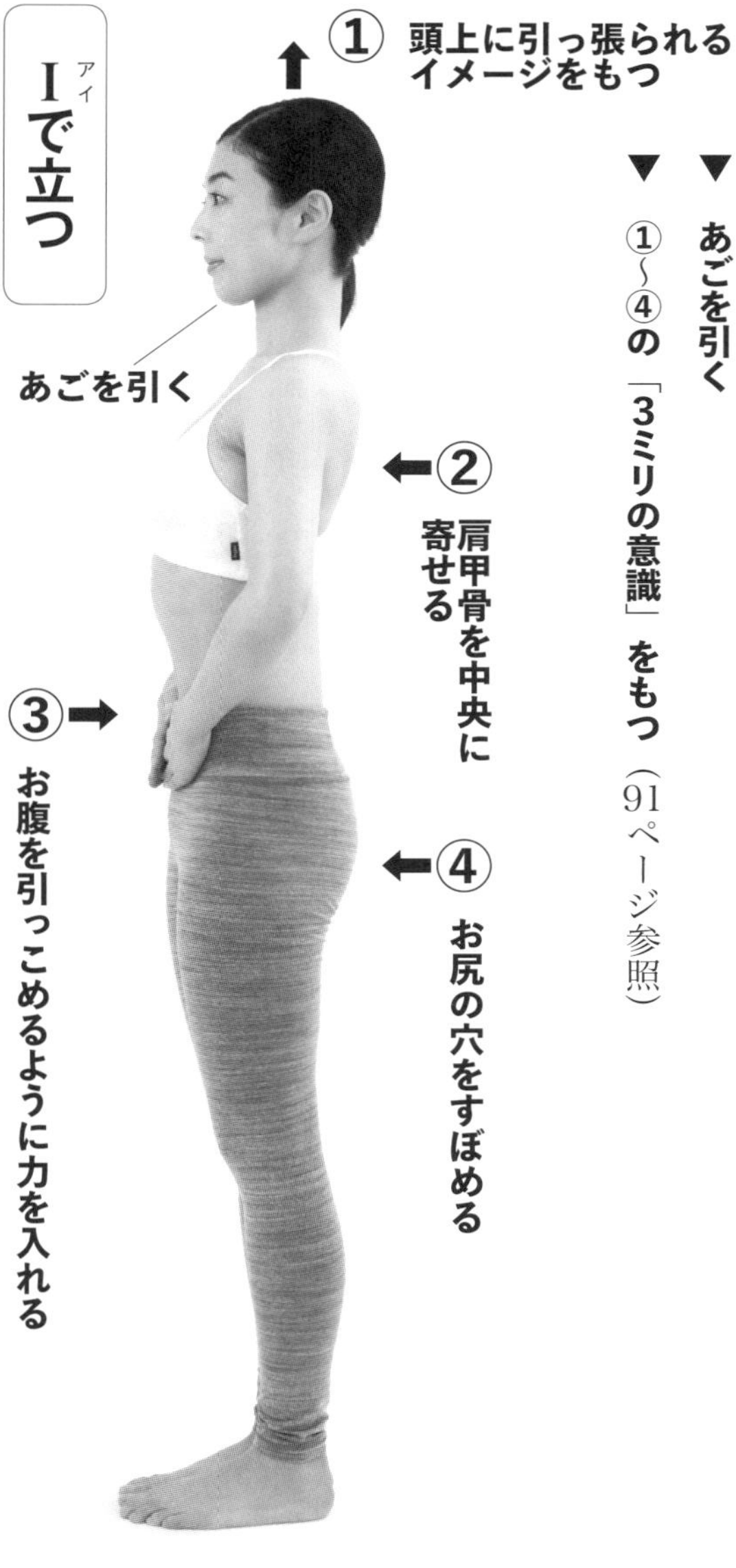
I《アイ》で立つ
① 頭上に引っ張られるイメージをもつ
あごを引く
② 肩甲骨を中央に寄せる
③ お腹を引っこめるように力を入れる
④ お尻の穴をすぼめる

あごを引き、〝3ミリ〟を意識する。たったこれだけです。すぐに姿勢が美しくなり、腰の痛みも緩和されることでしょう。

このとき、**頭の重みを足裏のカーブのまんなか（土ふまずのあたり）に落とすようなイメージ**を持つとさらにグッド。

なお、まっすぐ立てているかどうかを確かめたいときは、壁を背にして立つことをおすすめします。壁を背にして立ったときに、**後頭部、肩、お尻、かかとの4点が壁に接していればOK**。なおかつ、**腰のカーブに手のひら1枚分ほどの隙間ができる**ようであれば、「I」で立てている証拠。ときどきチェックしながら、「Iで立つ」感覚を脳と体に刷り込んでしまうといいでしょう。

また、立ちながらスマホを使う場合は、腕を組む要領で**スマホを持つ手のひじにもう片方の手を添え、スマホを顔の位置に上げて操作する**と、ねこ背姿勢にならず、まっすぐの背中を維持することができます。このとき、脇をしめることで美しい姿勢となります。

「カニ歩き」でキッチンでも快適に

ここで、いくつか「ギックリ腰」や「慢性的な腰痛」を防ぐコツをご紹介します。

みなさんは、キッチンに立って料理をしているとき、後ろのものを取ろうとして、上体だけで振り返って手を伸ばすことはありませんか？　あるいは洗濯物を干しているとき、後方に置いた洗濯かごへ上体だけをひねって手を伸ばしたり、車の後部座席に置いてあるものを取ろうとしたりすることはありませんか？

じつはこれ、**「ひざ」や「腰の関節」をたいへん痛めやすい動作なのです。**足を動かさずに上体だけをひねって後ろのものを取ろうとすると、上体の重みとともに歪んだ力が関節に加わることになり、そうした歪んだプレッシャーがひざや腰を弱らせてしまうのです。

ですから、そのようなときにも、足を動かしてちゃんと**「体の前面」を取りたいものに対して正面に向き直してから手を伸ばす**ようにしてください。

またキッチンで、少し遠めの横側に置いてある鍋や食材に手を伸ばすようなときは、カニのように数歩横歩きをして手に取るクセをつけることをおすすめします。それだけでもギックリ腰は減らせます。

いずれもちょっとしたことではありますが、こういう些細な動作も日々積み重なると大きな差が生まれます。悪い姿勢であれば関節を痛めたりギックリ腰を発症したりしますし、良い姿勢であれば疲れない健康な体を維持できるものなのです。

ちなみに、料理や洗い物をするときにまっすぐ背中を伸ばした姿勢にするには、**シンクとお腹を「こぶしひとつ分」くらい空けて立つのがコツです**。テレビで見るような一流の料理職人は、首筋から背中にかけてスーッとまっすぐ伸びた姿勢をしています（特に寿司職人さんなどは美しく、惚れ惚れしてしまうものです）。シンクとお腹の間に「こぶしひとつ」の空間をとることで、彼ら一流の料理人のように所作もきれいになり、同時にキッチンでの作業が疲れにくくなるのです。

逆に、いつもエプロンが水でびちゃびちゃの方は、キッチンと体の距離が近すぎるというサイン。**首をかしげて猫背になっているかもしれません**。思い当たる方はさっそく改善をはかるようにしてみてください。

Part 4

背中でやせる！人生が変わる！

お腹の「マイナス5センチ」は夢じゃない

背中を使えるようになると、心身にさまざまな**うれしい副作用**がもたらされるようになってきます。そのひとつが「**やせる効果**」です。

現に私自身、背中を使って意識して行動をするようになってから数キロやせましたし、背中リセットのセッション指導を行っている方々の中にも「スリムになった！」「無駄な脂肪が落ちた！」「友人から〝やせた？〟と言われた！」という人が大勢いらっしゃいます。

どうして背中をきちんと使えるようになるとやせるのか。それは、体全体の**関節や筋肉の〝歯車〟が正しく回り始める**ようになるからです。

そもそも、無駄な脂肪は「体の『あまり動かされていない部分』」にたまりがちなもの。たとえば、日ごろからねこ背姿勢で体を前傾させていると、お腹やお尻、太ももなどの筋肉があまり使われない状態になり、そういう「あまり動かされていない部分」に脂肪が蓄積していくようになるのです。

しかし、「歩く」「座る」「立つ」などの動作を背中中心に行っていると、使われるべき関節、使われるべき筋肉がちゃんと使われるようになっていきます。つまり、**あまり動かされてこなかった「お腹、お尻、太ももなどの筋肉」にも力が込められるようになる**ということ。そして、これら**気になる部分の脂肪が落ちていく**わけですね。

また、背中をまっすぐに伸ばした姿勢で食事をすると、お腹が上方に引き上げられて胃が少し狭まったところに収まります。すると、胃袋が引き締まり、**胃に適量の食べ物が入るだけで満足できるようになるのです**。結果、過度な食事を抑えられるわけですね。一見何の関係もないようでいて、じつは、背中と食事とは、けっこう深いつながりがあるのです。

こうしたダイエット効果を、私は「背中でやせる」と呼んでいます。体験者の声を聞いていると、**ウエストマイナス5センチくらいであれば、わりとすぐ手が届く目標**

なのです。みなさんも普段から背中を使って行動し、このうれしい効果を引き出してみてください！

「腹筋女子」を目指すなら背中が大切

具体的なメニューの前に、ひとつどうしてもお伝えしておきたいことがあります。
それは、**お腹を凹ませることへの誤解**についてです。

最近はジムなどで筋トレに取り組む男女も増えてきました。メディアでも「腹筋女子」や「シックスパック」(6つに割れた引き締まった腹筋）という言葉が使われ、一般人のトレーニングへの意識は年々高まっていると感じます。

しかしどなたも、**お腹を引き締めることばかりを気にして、「背中を鍛えるのは後回し」というパターンの人が多い**ようです。男性であれば腹筋を縦割れにしたい、女性ならお腹まわりの脂肪を少しでも減らして引き締めたいということで、もっぱらお腹のアウターマッスルを鍛えるトレーニングをしている人が目立ちます。

でも、これは「**まったく逆のことをしている**」ようなものなのです。

それというのも、**お腹を引き締めるには、背中を鍛えることが不可欠だから。**お腹を引き締めるには、むしろ背中の筋肉を優先して鍛えるほうがいいのです。

そもそも、前側のお腹がたるんでくるのは、**後ろ側の背中がしっかりしていないせい**であり、背中をしっかりとリセットすれば、**自動的にお腹のたるみがとれて引き締まってくるメカニズムになっている**のです。それなのに、みんな、背中に目をくれることもなく、お腹を鍛えることに夢中になってしまっているわけですね。

人間の目は前側についていますから、自分のお腹のたるみはいちばん目につく部分です。さらに、お腹が気になって自信がなくなると、いっそう背中を丸めてしまいがち。

だからといって、目で見える部分にだけ気を取られていてはダメ。じつは、本当に大切なのは「後ろ側の目に見えていない部分＝背中」であり、そこにちゃんと気を配っていてこそわたしたちは真の健康や美しさを手に入れることができるのです。

よく「人は見えない部分で差がつく」と言われますが、背中のケアなどはその最たるものではないでしょうか。

「エアコルセット」で激やせの声

「背中の機能を使ってやせていく効果」を、何倍にも引き上げてくれるとっておきの方法があります。

それが「**エアコルセット**」を活用する方法です。

結論からお伝えすると、**これは劇的にやせる可能性があります。**

というのは、私のセッションを受けに来ていた50代コンサルタント業の男性が、これにより**たった半年でウエストが12〜13センチも細くなってしまった**からです。ベルトの穴で換算すると、穴5個ぶんほどウエストが細くなったことになりますから、ちょっと驚異的ですね。しかも、食事制限や激しい運動は一切していないにもかかわらず、です。

その方は、あまり短期間にスリムになったので、女性の同僚から「いったいどんな方法でやせたんですか？」と聞かれたそうです。そして、「エアコルセットでやせたんだよ」と答えたら、その女性から「いったい、そのエアコルセットって、どこで売ってるんですか？」と真剣な表情で聞かれたそうです。

まあ、それは笑い話ですが、この「エアコルセット」という呼吸法は、割合ラクに行えてリバウンドもありません。直接インナーマッスルを刺激するので、背中の機能をアップしたり姿勢をよくしたりするのにも大いに役立ちます。ご興味のある方はぜひ習慣にしていくといいのではないでしょうか。

背中でやせる

エアコルセット

インナーマッスルを刺激して脂肪を燃やす

エアコルセットは、呼吸によって丹田《たんでん》とも呼ばれるお腹のコアを引き上げ、お腹まわりの筋肉をぐっと引き締める方法です。これを行うと、空気（エア）のコルセットをしているかのようにお腹や腰の筋肉に力が入るためこう呼んでいます。

やり方は簡単。まず、全身の力を抜き、だらんと脱力してください。そのうえで、鼻から大きく息を吸います。そして、口からゆっくり息を吐きながら、**足元から順に「3ミリの意識」**（91ページ）**で体をググッと締めていく**のです。

とくに、**お腹に来たら、内側上方へ向けてグイッと力を込めてください。**

ポイントは、あばら骨が見えるくらい思い切りよく、お腹を引き上げることです。丹田やコアと言っても、なかなか場所がわかりづらいもの。ですから「あばら骨が浮き出るくらい」を目安にしましょう。そうすれば8～9割がたうまくいくでしょう。

お腹を引き上げると、コルセットをしたようにお腹が硬く引き締まるのが感じられるはず。お腹に力が入ったら、呼吸は普通に戻して構いません。

コアが引き上げられると、**自動的に背中の筋肉にも力が入るため、背すじがぐっと伸びてきれいな立ち姿勢をとれる**ようになります。

最初は「**3ミリ×3秒×3セット**」くらいで始めてみてください。

エアコルセット呼吸は、やればやるほどダイエット効果を上げられるようになりますので、慣れてきたらどんどん時間を延ばしてみてください。

これを何回も行うと、大腰筋《だいようきん》、多裂筋《たれつきん》、脊柱《せきちゅう》起立筋《きりつきん》など、腹部や腰のインナーマッスルが刺激され、周辺の脂肪が燃えやすくなって、やせる効果が促進されます。

Step.1 脱力してリラックス

〈エアコルセットのコツ・ポイント〉

▼ **息を吐きながら、お尻⬇お腹⬇肩甲骨⬇頭の順で、「3ミリ」を意識する**

▼ **お腹は、あばら骨が浮き出るくらい「内側上方」に引き上げる**

▼ **全身が緊張した状態を3～10秒キープ。それを3セット繰り返す**

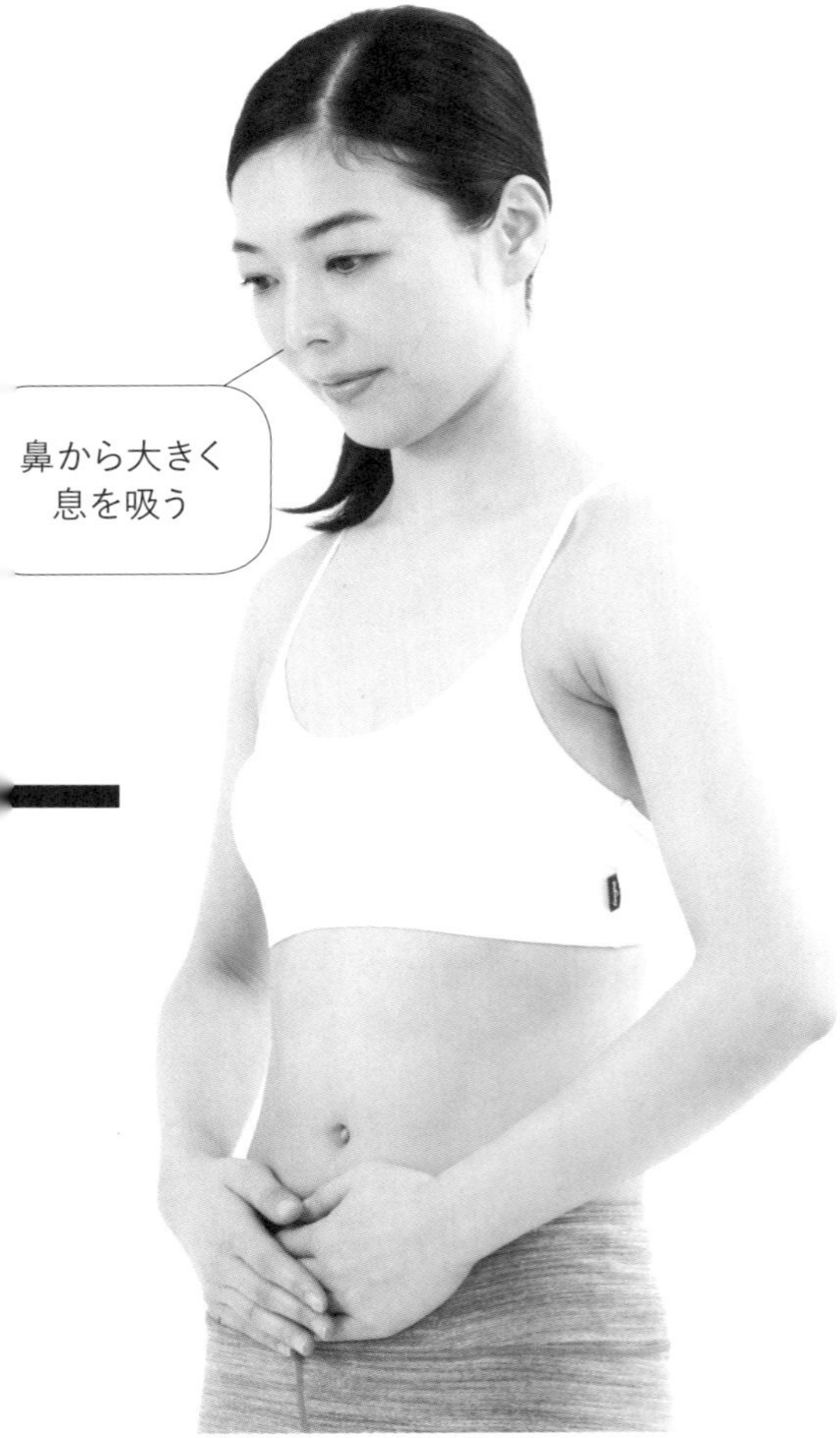

Step.2

全身に力を入れてお腹を引き上げる

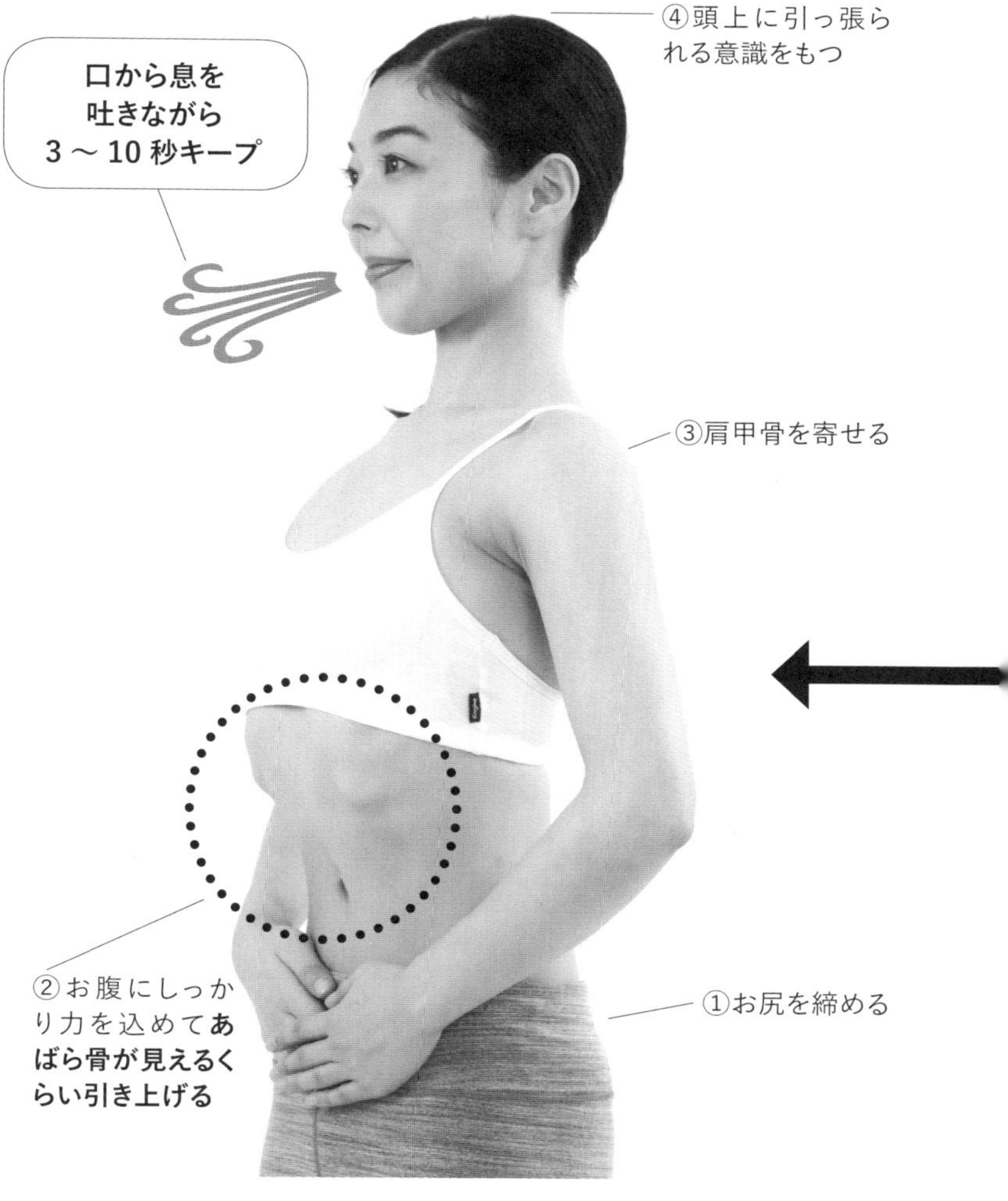
口から息を
吐きながら
3 ～ 10 秒キープ
④頭上に引っ張られる意識をもつ
③肩甲骨を寄せる
②お腹にしっかり力を込めて**あばら骨が見えるくらい引き上げる**
①お尻を締める

「背中死んでるよ！」と注意された経験

「ほら、背中死んでるよ！」――かつて私は舞台稽古中にそう注意されてドキッとさせられたことがあります。

以前私がダンスに打ち込んでいたことは、最初にお話ししましたね。たぶんそのときは何かに気を取られていたのでしょう。ダンスというものは、手先や足先はもちろん、背中にまで表現力の神経が行き届いていなくてはなりません。それがお留守になっていたから「背中死んでるよ！」と注意されたわけです。

俳優、モデル、ダンサーなどのプロの演技者は、舞台などに上がるときによく「**背中に目を持て**」と言われます。言わば、自分の目の行き届かない背中にまで演技の血を通わせてこそ、プロとして舞台に上がる資格があるというわけです。そういえば、一流の俳優さんや女優さんには、〝背中で語る〟〝背中で泣く〟〝背中で笑う〟といった素晴らしい演技をする人が多いですよね。男の哀愁を背中で表現した故・高倉健《たかくらけん》さんなどは、その代表ではないでしょうか。

私は、**背中は人間の喜怒哀楽の感情がとてもよく表れる部位**なのではないかと思っています。

だって考えてみてください。

スポーツ競技では勝者と敗者がきれいに分かれるわけですが、勝った人の背中には誇らしさやよろこびが表れていますよね。一方、敗けた人は下を向き、がっくりと肩を落として背中を丸めてしまうことが多いもの。その背中には悔しさや哀しみがにじんでいるようにも見えます。病院の待合室などでも肩を落とし、力なく背中を丸めてうつむいている人が多いですよね。

きっと、背中は**人間の生命力のバロメーター**なのではないでしょうか。

ヒマワリは元気なときはまっすぐ茎を伸ばして花を勢いよく太陽へ向けています。

しかし、元気がなくなってくると茎が曲がり、花を地面へ垂れ下げてしおれていきます。

それと同じように、人間の場合も勢いがあって生命力があふれているときは背中に力がみなぎり、生命力がなくなってくると、背中の力が失われてどんどんしおれていく——。そういうものなのかもしれません。

そう考えると、「背中死んでるよ！」というひと言は、**〝生命力が感じられないよ〟〝しおれたみたいに勢いが感じられないよ〟**というくらいに、しっかりと肝に銘じて受け止めておくべき言葉だったのでしょうね。

背中リセットで心もリセットされる

誰にでも気持ちが弱ることはあります。嫌なことがあって落ち込んだとき、ストレスが多くてものすごく疲れているとき、仕事で失敗をして自信を失ったとき……。こういうとき、みなさんは「いつも通りの自分」に回復するためにどんなことをしていますか？

私はこういうとき、意識して背中をまっすぐ伸ばすようにしています。

なぜなら、背中を伸ばすと、**頭の中からネガティブな気持ちがスッと消えてくれる**から。不思議なもので、背中を伸ばして〝スイッチ〟を入れると、それまでの「ぐじぐじとしていた自分」をスパッと「いつも通りの自分」に切り替えることができるのです。

みなさんも経験があると思いますが、ネガティブな気持ちというものはなかなか消えてくれないもの。〝ああすればよかった〟とか〝こうすればよかった〟とかと頭で考えていると、ネガティブ思考がいつまでもぐるぐると頭の中を回ってしまいがちになります。

でも、体からアプローチすると、こうした**「ネガティブぐるぐる回路」をスパッと断ち切れる**ことが多いもの。そして、なかでもいちばん簡単な断ち切り方が「背中をまっすぐ伸ばすこと」なのです。

きっと、背中には心をリセットする力もあるのでしょう。

それに、「背中を伸ばす↓いつもの自分に戻れる」ということが分かっていると、焦ったりイライラしたり舞い上がったりして自分らしさを見失いそうになったときも、スッと自分を落ち着かせてリセットできるようになるのです。たとえば、私は時間ギリギリで急いでいるときなど、

「あ、いま、背中が丸まっているかも！」

とすぐに気付けるようになり、意識的に背中を伸ばして心を整えています。

背中スイッチをオンにして人生を変える

みなさんもやってみてください。

顔を上げて胸を張り、背中をまっすぐ伸ばしながら颯爽と歩いてみる。すると、なんとなく気持ちが大きくなってきて、自分に少しだけ自信がついたように感じます。

あるいは、自分がいつもより美しくなったようにも感じます。

私は、これも「背中の効果」なのだと思っています。背中がまっすぐ伸びると、脳内でセロトニンやエンドルフィンなどのホルモンの分泌が活発になり、充足感や高揚感、陶酔感をもたらすようになるのです。いつも姿勢よく背中を伸ばしている人は自信たっぷりに見えますが、それにはこうしたホルモンが活発に分泌されていることも関係しているのでしょう。

つまり、背中は「**自分に自信を持つスイッチ**」でもあるということ。

背中を伸ばして姿勢をよくするだけなら、誰にだって簡単にできます。そんなシンプルなことで少しでも自分に自信を持てるようになるならば、習慣にしない手はないと思いませんか？

背中をリセットして**背中力がついてくると、人は大きく変わります**。

実際、背中リセットのセッションを行うようになってからというもの、**私は見違えるように変わった方々を大勢見てきました**。

女性特有の不調が、みるみる改善した人。

腰痛の不安がなくなり、憧れの海外旅行へどんどん出掛けるようになった人。

物事を決めるのが早くなり、大きな商談を成功させて昇進したビジネスパーソン。

きれいな歩き方を身につけてオーディションに受かったモデルさん。

性格が驚くほど明るくなり、「結婚決まりました！」と報告をくれた人。

手離せなかった「杖」を使わなくても歩けるようになった人。

どの人も、背中をリセットすることによって自分を変え、自分の人生を変えることに成功したのです。


それに、少々非科学的な話をするようで恐縮なのですが、日々セッションでこうした方々と接していると、背中に力がついてくるに従って、**その人の運気が上がってくるような感じ**を受けることがあります。背中のコンディションが整って姿勢がよくなるにつれて運気が上昇し、その人の人生がどんどん開けていくような、そんな印象があるんですね。

どうしてそうなるのかの理由は私には分かりません。

でも、背中がまっすぐしなやかに整うと、どの人も自信をつけ、運も味方につけて、その人の目指す方向へ大きく羽ばたいていくものなのです。

輝くためには、背中に気を配りなさい

さて――

ここまでさまざまな角度から「背中に力をつけることの大切さ」について述べてきました。

みなさん、いかがでしょう。

普段たいして気にしていなかった「背中」が、腰痛予防や健康・美容の維持にこれほどまで大きな影響を与えている存在だとは、まったく想像していなかったのではありませんか？

私は、背中がまっすぐ伸びたよい姿勢になると、人はいい意味で「目立つ存在」に

なると思っています。群衆の中にひとり混ざっていても、姿勢のよさからひと際目立つようになるのです。

たとえば、生徒のAさんが友人と待ち合わせをしていたときのこと。渋谷のハチ公前という日本でいちばんごちゃごちゃした人混みの中で待ち合わせていたにもかかわらず、「50メートル先からすぐ見つけることができた」と言われたそうです。

なぜなら、ひと際目立って姿勢がいいから。他の周りの人はみんな猫背姿勢でスマホを見ているのに、その人混みの中でAさんだけすっくと背すじを伸ばしながらスマホを見ている。だから、**どんなに遠くからでもパッと見極められたのだそうです**。

これは群衆の中にいてもひとりだけ輝いて見えるということ。

つまり、普段から背中を伸ばして姿勢をよくしていると、人はおのずとそういう輝きを放つようになり、多くの人の中にいても輝いて見える「目立つ存在」になっていくというわけですね。

きっと、その輝きを身につければ、いつでも一目置かれるようになるでしょうし、人間関係のつながりも華やかなものになるでしょう。

ですから、これから先、自分を輝かせていきたいなら、どんなときも背中をきれいに伸ばすように気を配っていくべきなのです。仕事でも、健康でも、美容でも、人生でも、多くの人の中で目立って自分を輝かせたいなら、背すじをまっすぐ伸ばして行動するようにしてみてください。

みなさんの背中には、とても大きな力が宿っています。

その力が本来のパワーを発揮すれば、体も、心も、健康も、美しさも、すべてがスムーズに回り出して、自分でもびっくりするようなグレードアップを果たせるようになるはずです。

そうすれば、いつまでも腰痛にならない人生、いつまでもスムーズに動ける人生、いつまでも健康でいられる人生、いつまでも美しく輝いていられる人生をつくっていけることでしょう。

おわりに

子供の頃から体を動かすことが大好きでした。

運動神経が良いわけではありませんでしたが、「好きになる」という才能だけはあったようです。どうすれば体を思ったように動かせるか。もっとうまく踊れるか。ダンスを通して、自分と向き合う日々を過ごしていました。

その頃は、疲労骨折や肉離れなども日常茶飯事でしたが、それでも動き続けていました。しかしながら、たった一度の腰痛には勝てなかったのです。


けれど、結果的に、これが人生の転機となる「最高のギフト」でした。

それまでは、姿勢という〝一見動きのない動作〟が、こんなにも体をスッキリ整えてくれるとは想像していませんでしたし、心まで穏やかに整うなんて……はじめは私自身も信じられず、ただただ驚くばかりでした。

そんなある時、ふと気がついたのです。

「これは、誰でもできる。腰痛で困っている他の人たちも、いますぐできる！」

いちダンサーでしかなかった私ですが、腰痛をきっかけに、不調で困っている方々のサポートをしようと、その場で決意。「健康とは何か？」を学び続けて、はや15年の歳月が流れました。

この間、子供からご年配の方まで、さまざまな不調を抱える人たちと出会い、姿勢のレッスンを行ってきました。ただ、レッスンや指導が終わった後でも、生徒さんたちが〝毎日継続できること〟でないと意味がない。たとえ体や心が不調でも、実践できることはないだろうか。「もっと良いものを……」と試行錯誤の日々でした。

そんなとき、運動嫌いの生徒さんがふいに「Wストレッチ、毎日続けているんですよ」と声をかけてくれたのです。私は「これだ！」と直感し、おもわず胸が熱くなりました。

Wストレッチは老若男女を問わず、いつどこでも行えます。そして何よりも「背中が伸びて気持ちいい」と言いながら、皆さん〝継続〟してくれるのです。

さらには、皆さんの表情も、徐々に明るくなっていきました。その表情を見ることが、私にとって何よりの幸せです。「健康とは何か？」と問われれば、いまの私は「笑顔が生まれること」と答えます。そして、この本を読んで頂いた方のひとりでも多くが、少しでも痛みやつらさから解放され、笑顔になれることを願っています。

最後に、これまでサロンにお越し頂いた方々のおかげで、いまの私があります。日々出会ってきた方たちの不調や悩みを共に考えてきたからこそ、この本が生まれました。いつもすてきな笑顔をありがとうございます。

また「みんなに健康になってほしい」という願いに共感し、最後まで書籍作りを支えてくれた制作スタッフの皆さん、本当にありがとうございました。

そしていつも支えてくれる家族に、面倒を見てくれた師匠に、サポーターの方々に感謝申し上げます。全ての人が美しくあるために、一人ひとりが主役になれる社会を願いながら活動を続けて参ります。

２０１８年４月

野口早苗

［著者］
野口早苗（のぐち・さなえ）

姿勢調律士
会員制ボディメイクサロン「sanare」オーナー

宇都宮生まれ。４歳からリトミックを始め、ジャズダンス、タップダンス、新体操、モダンダンス、バレエの経験を経て、ニューヨークにてプロダンサーとして活躍。現地でピラティス資格を取得後、インストラクターとしても15年従事。日本帰国後は新国立劇場オペラ、SKD（松竹歌劇団）OG STAS、フジロックフェスティバルといった舞台・公演・イベントからＣＭまで多数出演。

ダンスどころか動くこともできなくなった激しい腰痛体験をきっかけに、美と健康の基本は「正しい姿勢」にあると気づき、心機一転。「姿勢調律士」として普及活動をはじめ、腰痛で５歩も歩けなかった人、重度のヘルニアで手術寸前だった人など、数多くの腰痛持ちを救った独自の「背中メソッド」が口コミで広がり、評判を呼ぶ。

（社）日本姿勢調律協会の代表理事として、“一人ひとりが主役になれる社会”を目指して講師育成や、全国でのセミナー・講演会も行うかたわら、「歩く、座る、立つ」の基本動作についてこれまでのべ8000人に姿勢調律を施す。企業、自治体とのコラボレーションによる健康普及活動も精力的に行っている。

（社）日本姿勢調律協会代表理事
公式オウンドメディア
https://sanare.info

腰痛がきえるW《ダブリュー》ストレッチ

2018年 5月16日　第1刷発行

著　者　　野口早苗

発行者　　土井尚道
発行所　　株式会社 飛鳥新社
〒101-0003
東京都千代田区一ツ橋 2-4-3 光文恒産ビル
電話（営業）03-3263-7770（編集）03-3263-7773

編集協力　　高橋明
ブックデザイン　　遠藤嘉浩（遠藤デザイン）
撮　影　　石井勝次
ヘアメイク　　太田絢子
イラスト　　中村知史
校　正　　円水社

印刷・製本　　中央精版印刷株式会社

ISBN 978-4-86410-602-3

編集担当　三宅隆史